Monika Held

Was Frauen wissen wollen

Gesund und schön im Alter
Ein Buch und Ratgeber für alle Frauen,
die gesund, vital und schön bleiben wollen

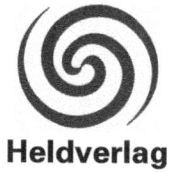

Heldverlag

Alle Angaben in diesem Buch sind vom Verlag und der Autorin sorgfältig geprüft. Jegliche Haftung für Schäden ist jedoch ausgeschlossen.

Copyright © 2012 by
Heldverlag
Eschenweg 13
83059 Kolbermoor
Tel.: 08031-930312

www.monika-held.de
Email: mineralien.held@gmx.net

Druck:
CPI – Ebner & Spiegel, Ulm
Satz und Layout:
Monika Held

ISBN 978-3-9815375-6-7

Inhaltsverzeichnis

Vorwort

Liebe Leserinnen und Leser,

warum ich dieses Buch schreibe? Weil es mir ein ganz großes Anliegen ist, Sie als Leser über meine jahrelange Erfahrung zu den Themen Gesundheit, Schönheit, Ernährung und Bewegung zu informieren. Ich freue mich, wenn Sie gesund sind und es auch bleiben, denn Gesundheit ist unser höchstes Gut. Wir stellen uns im täglichen Ablauf des Lebens oft zu viele Hürden auf. Eigentlich wollen wir ja ganz anders, aber das geht doch nicht? Oder vielleicht doch?
Dieses Buch ist für gesundheits- und schönheitsbewusste Frauen geschrieben. Aber ich freue mich auch, wenn es der ein oder andere Mann in die Hand nimmt, denn der Inhalt des Buches ist für die Männer genauso wichtig. Auch sie bestehen aus Zellen und woller gesund, schön und vital bleiben.
Da ich nun schon seit über zehn Jahren die Mineralstoffe nach Dr. Schüßler einnehme und seit dieser Zeit auch keine Medikamente einnehme (dadurch bin ich gesund und fit, lieber Gott vielen Dank) und weil ich von den Mineralsalzen so begeistert bin, dürfen sie in diesem Buch nicht fehlen. Ich habe neben meiner Ausbildung zur Ernährungsberaterin eine Ausbildung zur Mineralstoffberaterin nach Dr. Schüßler bei der GBA in Österreich absolviert. Nun berate ich mit großer Freude in meiner Praxis in Bad Aibling mit Hilfe der Antlitzanalyse, halte Vorträge und gebe Kurse über die Schüssler Salze. Und es ist so schön zu sehen, wie diese Salze helfen. Deshalb finden Sie bei vielen Kapiteln einen Hinweis, welche Mineralstoffe nach Dr. Schüßler wichtig sind und hier speziell helfen können.

Ist die Zelle gesund, dann ist der Mensch gesund!

Wie die Zellen gesund bleiben und welche Faktoren ebenfalls für Ihre Gesundheit wichtig sind, das erfahren Sie in den nächsten Kapiteln. Die ersten Kapitel über die Zelle, Telomere und Grundnährstoffe sind ein wenig wissenschaftlich, also bitte nicht erschrecken, aber dann geht's mit vielen Fragen und Antworten richtig los.
Ich wünsche Ihnen viel Spaß und eine lange Gesundheit und auch Schönheit mit gesunden Zellen.

„Wenn Du bereit bist,

Dein Leben zu ändern,

dann kann Dir geholfen werden."

Hippokrates (460-370 v.Chr.)

1. Die Zelle – Baustein allen Lebens

Alle Lebewesen – so verschieden sie auch aussehen – sind aus Zellen aufgebaut. Die einfachsten Lebewesen bestehen aus nur einer einzigen Zelle, weshalb man sie Einzeller nennt. Alle Bakterien sind z.B. Einzeller. Im Gegensatz dazu sind Pflanzen, Tiere und wir Menschen aus vielen Zellen aufgebaut. Man spricht deshalb von Vielzellern.

Die menschliche Zelle – der Baustein des Menschen

Was ist eine Zelle?
Zellen sind die kleinsten Bausteine des Körpers. Sie bestehen zum Großteil aus einer geleeartigen Substanz, dem Cytoplasma. Umgeben sind sie von einem Häutchen, der Zellmembran, die Nährstoffe eindringen und Abfallstoffe austreten lässt. Gesteuert wird die Zellaktivität vom Zellkern.

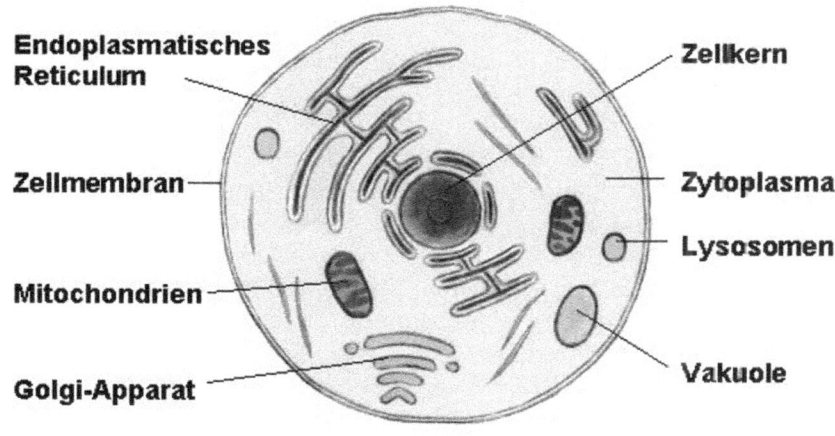

Endoplasmatisches Reticulum · Zellkern · Zellmembran · Zytoplasma · Lysosomen · Mitochondrien · Vakuole · Golgi-Apparat

www.airflag.com

Aus wie vielen Zellen besteht unser Körper?
Es gibt im menschlichen Körper bis zu 100 Billionen Zellen (das ist eine 1 mit 14 Nullen).

Was geschieht in einer Zelle?

In der Zelle werden jeweils ganz bestimmte Aufgaben erfüllt. Das sogenannte Endoplasmatische Reticulum ist die Straße der Zelle, auf der Stoffe transportiert werden. Die Lysosomen sind der Abfalleimer der Zelle und enthalten Chemikalien, die gefährliche Substanzen und verbrauchte Zellbestandteile abbauen. Die Mitochondrien sind die Batterien bzw. das Kraftwerk der Zelle, in dem Energie produziert wird. Sie setzen Nährstoffe und Sauerstoff um.

Was ist der Zellkern?

Der Zellkern ist die Steuerzentrale der Zelle und enthält 46 Chromosomen. Jedes Chromosom trägt Anweisungen, welche Aufgaben die anderen Bestandteile der Zelle erfüllen sollen.

Welche Zellen gibt es?

Zu den kleinsten Zellen gehören die weißen Blutkörperchen (Lymphozyten) und die roten Blutkörperchen (Erythrozyten). Die größte Zelle ist die Eizelle mit 0,1-0,2 mm im Durchmesser.
Es gibt im Körper mehrere hundert verschiedene Zellarten, z.B. Nervenzellen, Hautzellen, Muskelzellen, Knochenzellen und andere.

Wie lange lebt eine Zelle?

Die Lebensdauer der Zellen ist verschieden, sie hängt von ihrer Aktivität ab. Bei einem erwachsenen Menschen sterben in jeder Sekunde rund 50 Millionen Zellen ab und werden durch neue Zellen ersetzt. Manche Zellen leben nur ein paar Tage, andere viele Jahre. Die Zellen im Darm sterben zum Teil schon nach ein bis zwei Tagen, Knochenzellen nach 15 bis 20 Jahren. Die roten Blutkörperchen leben 120-130 Tage, die Leberzellen 10-15 Tage, die weißen Blutkörperchen 1-3 Tage, die Schleimhautzellen des Dünndarms 30-35 Stunden. Bei Nerven-, Gehirn- und Herzmuskelzellen ist noch unklar, ob und wie sie sich regenerieren können.

Was brauchen Zellen zum Leben?

Zellen brauchen zum Leben drei Dinge:
1. Nahrung,
2. Sauerstoff und
3. eine wässrige Umgebung.

Was brauchen die Zellen zur Aufrechterhaltung ihrer Lebensfunktion?

Sie brauchen Nährstoffe:
- Kohlenhydrate,
- Fette,
- Eiweiße (Proteine),
- Vitamine und
- Mineralstoffe.

Jede Zelle benötigt Mineralstoffe. Durch ein Ungleichgewicht der Mineralstoffe entstehen Krankheiten im Zellstoffwechsel. Die Zelle ist zwar grundsätzlich in der Lage, vielfältige Funktionen selbst zu erfüllen, aber nur solange das Ungleichgewicht nicht zu groß wird.

Was brauchen Zellen noch, um gesund zu bleiben?

Die Zellen brauchen Biophotonen.

Was sind Biophotonen?

Die kleinste Einheit des Lichtes sind Photonen, eine natürliche Einheit der Energie. Jede Körperzelle sendet Biophotonen aus. Die Zellen kommunizieren durch diese ultraschwache Strahlung miteinander. Es ist das Licht der Zellstrahlung, das in den 70er Jahren von Prof. Fritz Albert Popp entdeckt und bewiesen wurde.

Wie werden Biophotonen aufgenommen?

Biophotonen werden über Licht aufgenommen. Sonnenstrahlung wird über die Augen und Haut in Form von Sonnen-Photonen aufgenommen und in den Zellen zu Biophotonen umgewandelt. Eine weitere Aufnahme erfolgt beim Verzehr von pflanzlichen Produkten, die in der Wachstumsphase viel Licht absorbierten und in den Zellen als Photonen gespeichert werden (s. auch Kapitel „Vitamin D – das Sonnenvitamin").

Welche Mineralstoffe nach Dr. Schüßler können den Zellen helfen, gesund zu bleiben oder wieder gesund zu werden?

Alle Mineralstoffe nach Dr. Schüßler helfen den Zellen, gesund zu bleiben oder zu werden.
Jeder Mineralstoff hat seine besondere Aufgabe für die Zellen.

Ist die Zelle gesund, dann ist der Mensch gesund!

2. Telomere – Zündschnur des Lebens

Was sind Telomere?

Telomere sind die Enden der 46 Chromosomen (Träger des Erbguts). Die Enden dieser Chromosomen, die kleine Bauanweisungen für der Organismus darstellen, bezeichnet man als „Telomere" (griech. End-Teil). Sie sind sogenannte Altersfäden in den Chromosomen. Sie sitzen wie „Plastikkappen über dem Ende von Schnürsenkeln auf den Enden der Chromosomen.

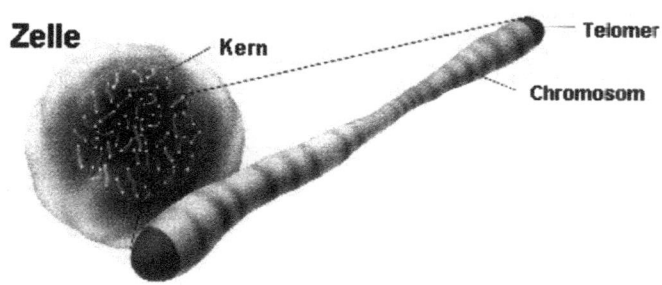

www.cosmiq.de

Welche Funktion haben die Telomere?

Sie schützen die Chromosomen, werden allerdings bei jeder Zellteilung kürzer. Wie schnell das geht, ist bei jedem Menschen unterschiedlich.

Einige Genforscher sehen den Grund für die Zellalterung und schließlich den Zelltod darin, dass dieser Schutz nicht von Dauer ist. Bei jeder Zellteilung geht ein Teil des Telomers durch biochemische Reaktionen verloren. Dies ist anfangs nicht weiter tragisch, da das Telomer keine Erbnformationen enthält. Ist es nach einer bestimmten Anzahl von Zellteilungen aber „aufgebraucht", werden die eigentlichen Gene angegriffen. Das Chromosom zerfällt, und die Zellen sterben ab.

Je länger eine Person lebt und je häufiger sich die Zellen geteilt haben, desto kürzer sind deren Telomere. Des Weiteren vermuten Genforscher, dass die Verkürzung der Telomere ein Maß ist, um das Alter zu messen. Die Länge der Telomere verrät das biologische Alter eines Menschen, das aber von seinem chronologischen Alter abweichen kann.

Was passiert, wenn die Telomere zu kurz sind bzw. nicht mehr vorhanden?

Sind die Telomere irgendwann zu kurz oder gar nicht mehr vorhanden, kann es passieren, dass bei einer Zellteilung die genetische Information der Chromosomen geschädigt wird. Es entstehen Fehler, die Zelle wird inaktiv oder stirbt ab. Der Körper beginnt, schneller zu altern; der Organismus wird anfälliger für chronische Erkrankungen, wie z.B. Herz- und Gefäßerkrankungen, Krebs oder Alzheimer.

Wie verkürzen sich die Telomere schneller?

Die Telomere verkürzen sich schneller durch

- Stress
- Rauchen
- falsche Ernährung
- Übergewicht
- belastende Erlebnisse in der Kindheit

Was haben die Omega-3-Fettsäuren mit den Telomeren zu tun?

Elisabeth Blackburn (eine australisch-amerikanische Molekularbiologin) gewann den Nobelpreis für Medizin 2009 und führte eine Studie durch mit rund 600 Teilnehmern mit Herzkranz-Erkrankungen. Untersucht wurde, wie die Menge an Omega-3-Fettsäuren im Blut mit der Veränderung der Telomerlänge korreliert (Beziehung zwischen zwei oder mehreren Ergebnissen). Hoher Omega-3-Fettsäuregehalt im Blut korreliert mit längerem Leben bei Patienten mit koronaren Herzerkrankungen. Tatsächlich wurde festgestellt, dass ein Viertel der Patienten mit den höchsten Omega-3-Fettsäurewerten auch die wenigsten Telomerverkürzungen im Untersuchungszeitraum aufwiesen und das Viertel mit den geringsten Werten die stärksten Telomerverkürzungen. (Siehe auch Kapitel „Omega-3-Fettsäuren".)

3. Gesundheit – das höchste Gut

Wer sich nicht genug Zeit nimmt, sich um seine Gesundheit zu kümmern, wird sich Zeit nehmen *müssen*, sich um seine Krankheit zu kümmern.

Was bedeutet Gesundheit?
Das höchste Gut ist die Gesundheit – Gleichgewicht zwischen Körper, Geist und Seele.
Die Gesundheit des Menschen ist laut Weltgesundheitsorganisation „ein Zustand des vollständigen körperlichen, geistigen und sozialen Wohlergehens und nicht nur das Fehlen von Krankheit oder Gebrechen". Gesundheit ist nicht einfach die Abwesenheit von Schmerz und Krankheit, sie umfasst unser gesamtes körperliches und seelisches Wohlbefinden.

Was sagt Dr. Schüßler zur Gesundheit?
Gesundheit ist das quantitative Gleichgewicht der einzelnen Mineralsalze. Krankheit entsteht erst durch das Ungleichgewicht.

Welche Faktoren sind für die Gesundheit wichtig?
Wichtig für die Gesundheit sind eine gesunde Ernährung, ausreichende Bewegung, gute Verdauung, Gleichgewicht des Säure-Basen-Haushalts, Zeit für die Entspannung und guter Schlaf.

Vorweg einige Gesundheitstipps, auf die ich noch ausführlich zu sprechen komme.
- Essen Sie täglich reichlich Obst und Gemüse.
- Nehmen Sie Mineralstoffe nach Dr. Schüßler.
- Trinken Sie viel hochwertiges stilles Wasser (keine Plastikflaschen!).
- Bewegen Sie sich – bleiben Sie in Bewegung.
- Gehen Sie an die frische Luft, Sauerstoff ist für die Zellen wichtig.
- Gehen Sie mäßig mit Genuss- und Giftmitteln um, z.B. Alkohol, Zigaretten, Kaffee, Medikamente (wenn möglich ganz weglassen...)
- Sorgen Sie für eine regelmäßige Verdauung.
- Entspannen Sie sich, sorgen Sie für ausreichenden und guten Schlaf.
- Lachen Sie viel.

„Es gibt nichts,

was die Menschen lieber erhalten möchten

und weniger pflegen

als die Gesundheit."

(Jean de la Bruyere)

4. Ernährung

Was bedeutet Ernährung?

Unter Ernährung (lat. nutrire; „nähren") versteht man die Aufnahme von organischen und anorganischen Stoffen, den Nährstoffen, die in der Nahrung in fester, flüssiger, gasförmiger oder gelöster Form vorliegen können. Mit Hilfe dieser Stoffe wird die Körpersubstanz aufgebaut oder erneuert und der für alle Lebensvorgänge notwendige Energiebedarf gedeckt.
(www.wikipedia.de)

Gesundheit ohne eine gesunde Ernährung ist so gut wie unmöglich. Um sich gesund zu ernähren ist es wichtig, den Körper mit allen notwendigen Nähr- und Mineralstoffen zu versorgen.

„Lass die Nahrung deine Medizin und die Medizin deine Nahrung sein", sagte schon Hippokrates.
(Er gilt als Begründer der wissenschaftlichen Medizin, ca. 460 v.Chr.)

Was sagt Prof. Kollath über die Ernährung?

Die Nahrung sollte so natürlich wie möglich sein.
Prof. Dr. Werner Kollath (1892-1970) kam bei seinen Untersuchungen zu dem Ergebnis, dass sich der Organismus bei anhaltendem Mangel an Mineralstoffen aus seinen eigenen Organen und Geweben (Knochen, Zähnen, Nieren, Leber usw.) holt, was er zum Überleben braucht.
In seinem Buch „Die Ordnung unserer Nahrung" hat er die Ernährung als das zentrale Thema zur Erhaltung unserer Gesundheit in den Mittelpunkt gestellt. Als Lebensmittel bezeichnete er die natürlich gewachsenen „Früchte des Feldes". Nahrung, die stark erhitzt, konserviert oder chemisch verändert wird, nannte er Nahrungsmittel.

Wie ist unsere Ernährungssituation?

Wir leben ernährungsmäßig „im Paradies", und die Lebensmittelgeschäfte quellen von dem reichhaltigen Angebot über. Wissenschaftler meinen aber, unsere Ernährungssituation werde immer schlechter.

Die Qualität unserer Nahrungsmittel ist gesunken. Die meisten Nahrungsmittel wie Zucker, Brot, Mehl und natürlich auch Fertigprodukte sind industriell verändert und haben dadurch wertvolle Nährstoffe verloren. Auch naturbelassene Produkte wie Salat, Obst und Gemüse weisen durch unreife

Ernte, lange Transportwege und Lagerung einen enormen Vitalstoffverlust auf. Eine zusätzliche Belastung stellen chemische Rückstände durch das Düngen, Spritzen und Konservieren dar.

Wir ernähren uns zu „sauer" – Kaffee, Zucker, Weißmehl, Fleisch, Wurst, kohlensäurehaltige Getränke und Alkohol tragen dazu bei, dass unser Säure-Basen-Haushalt (s. Kapitel „Säure-Basen-Haushalt") aus dem Gleichgewicht kommt. Oft mangelt es uns auch an ausreichender Bewegung. Auch Stress und seelische Unausgeglichenheit belasten das reibungslose „Arbeiten" unserer Zellen.

Traurig aber leider wahr

Die Ernährungssituation der Weltbevölkerung ist leider immer noch von einer hohen Rate der Fehlernährung geprägt! Obwohl es derzeit genügend Nahrungsmittel auf der Erde gibt, um alle Menschen rein rechnerisch mit durchschnittlich 3.000 kcal pro Tag ausreichend zu ernähren, sterben täglich noch immer etwa 25.000 Menschen, vor allem Kinder, an den Folgen von Hunger! Dagegen wächst in hochindustrialisierten Nationen der Welt, wie Nordamerika und Europa, zunehmend das Problem der Überernährung und der damit verbundenen Folgeerkrankungen wie z.B. Übergewicht und Diabetes II.

Welche Essgewohnheiten haben wir?

Wir essen zu viel (auch zu viel tierisches Eiweiß), zu fettig, zu salzig, zu spät und zu schnell.

Es gibt einen indianischen Spruch, der lautet:
„Die Weißen werden an vollen Tischen verhungern."

Warum brauchen wir mehr Vitamine und Mineralstoffe?

Jeder Mensch benötigt mehr Vitamine und Mineralstoffe als noch vor kurzem angenommen wurde. Aber meist erhalten wir aus der Nahrung zu wenig davon und haben deshalb einen latenten Mangel. Der Vitalstoffmangel in Deutschland ist erheblich, und ca. 70% aller Todesfälle sind ernährungsbedingt! (s. www.destatis.de – Todesursachen 2010 Deutschland)

Kleiner Einblick in die Grundnährstoffe

Welche Grundnährstoffe gibt es?
Die Nahrungsbestandteile, die der menschliche Körper benötigt, werden auch Grundnährstoffe genannt. Zu einer ausgewogenen Ernährung gehören Kohlenhydrate, Proteine (Eiweiße), Fette, Vitamine, Mineralstoffe (Mengenelemente und Spurenelemente) und Ballaststoffe.

Welche Aufgaben haben die Grundnährstoffe?
Sie liefern dem Körper die Energie und die Bausteine, welche die Zellen, Gewebe und Organe benötigen, um funktionieren und gesund bleiben zu können. Eine unausgewogene Zusammenstellung der Ernährung mit einer mangelnden Zufuhr von einzelnen, mehreren oder allen Nahrungsbestandteilen kann zu verschiedenen Störungen bzw. Krankheiten im Körper führen.

Die Kohlenhydrate – Energieträger
Kohlenhydrate sind neben Fett und Proteinen ein wesentlicher Bestandteil der menschlichen Nahrung. Sie sind die Energieträger (Versorgung der Zellen mit Energie), also die Bausteine für den Körper. Man unterscheidet zwischen langkettigen (z.B. Stärke und Zellulose) und kurzkettigen (z.B. Zucker) Kohlenhydraten. Weiterhin werden Kohlenhydrate unterteilt in:
Einfachzucker oder Monosaccharide, z.B. Frucht- oder Traubenzucker.
Zweifachzucker oder Disaccharide, z.B. Milch- oder Haushaltszucker.
Vielfachzucker oder Polysaccharide, z.B. pflanzliche und tierische Stärke.

Welche Kohlenhydratquellen gibt es?
Kohlenhydrate sind vor allem in Kartoffeln, Obst und Gemüse, Reis, Hirse, Mais, Nudeln, Müsli, Getreide (Dinkel, Weizen, Hafer, Roggen), Hülsenfrüchten und Vollkornprodukten zu finden.

Die Fette – Energielieferanten
Fette, auch Triglyceride genannt, dienen als Energielieferanten und Energiespeicher in unserem Körper. Sie setzen sich aus Glyzerin und Fettsäuren zusammen. Fett ist der Nährstoff, der die meiste Energie liefert. Ein Gramm Fett liefert mit 9 kcal mehr als doppelt so viel Energie wie Kohlenhydrate (4,1 kcal.) und Eiweiß (4,2 kcal.). Überschüssiges Fett, das nicht als Energie verbraucht wird, speichert der Organismus als Körperfett, eine Gewichtszunahme ist die Folge.

Welche Fettquellen gibt es?

Die tierischen Fette sind Fisch, Fleisch, Milch, Käse, Eier und Butter; die pflanzlichen Avocado, Oliven, Kokosnuss, Walnüsse, Paranüsse, Haselnüsse, Pistazien, kaltgepresste Öle, wie z.b. Leinöl und Olivenöl.
Die Art des verzehrten Fettes ist von entscheidender Bedeutung. Es gibt „gesunde", also gute Fette und es gibt „schlechte" Fette, welche möglichst gemieden werden sollten (s. Kapitel „Omega-3-Fettsäuren").

Die Eiweiße – die Grundbausteine

Die Eiweiße, auch Proteine genannt, werden aus Aminosäuren aufgebaut. Es gibt 20 verschiedene Aminosäuren, 12 kann der Körper selbst aus Nährstoffen herstellen, die restlichen 8 (essentiell = lebensnotwendig) müssen über die Nahrung aufgenommen werden. Sie sind die Grundbausteine aller Zellen. Eiweiß ist wichtig für das Wachstum, die Herstellung und Reparatur von Hormonen, Bildung von Bindegewebe und nach der Regenerierung von Krankheiten sowie körperlicher Belastung.

Welche Eiweißquellen gibt es?

Tierische Eiweißquellen sind Eier, Milch und Milchprodukte, Fleisch und Fisch; pflanzliche sind Hülsenfrüchte wie Bohnen (z.B. Sojabohnen, Kidneybohnen), Linsen, Erbsen, Getreide wie Amaranth, Buchweizen, Wildreis, Leinsamen, Hanf und Sprossen.

Wir essen zu viel tierisches und zu wenig pflanzliches Eiweiß. Für den Körper ist eine Eiweißzufuhr, die zur Hälfte aus tierischen und zur anderen Hälfte aus pflanzlichen Quellen stammt, am bekömmlichsten.

Was ist das Eiweißminimum?

Das Eiweißminimum ist die Mindestzufuhr an Eiweiß mit der täglichen Nahrung. Kinder und alte Menschen benötigen mehr als andere Altersklassen. Die Tagesdosis beträgt etwa 0,4 g bis 0,8 g Eiweiß je kg Körpergewicht. Das sind bei 60 kg Körpergewicht 24 g bis 48 g Eiweiß täglich.

Folgende Beispiele je 100 g haben einen Eiweißgehalt von:

- Putenbrust   22,4 g
- Rindfleisch Tatar   21,2 g
- Thunfisch   21,5 g
- Magerquark   12,5 g
- Gouda   24,0 g

Wie hoch soll der Gehalt von Kohlenhydraten, Fette und Eiweiße sein?

Bei einer ausgewogenen Ernährung sollte darauf geachtet werden, dass die vom Körper benötigte Energie zu ca.

- **55%** durch Kohlenhydrate,
- **25%** durch Fette und
- **20%** durch Eiweiße.

geliefert wird.

Maximal 30% der täglichen Kalorien (entspricht bei 2.000 kcal ca. 66 g) dürfen aus Fetten stammen. Ein Drittel des Fettes kann aus tierischen Lebensmitteln wie Butter, Milchprodukten und/oder Fisch kommen. Ein weiteres Drittel sollten so genannte einfach ungesättigte Fettsäuren ausmachen, die reichlich in Oliven- und Rapsöl enthalten sind. Das restliche Drittel sollte aus den mehrfach ungesättigten Fettsäuren stammen, zu denen auch die Omega-3-Fettsäure gehört.

Was ist bei gesunder Ernährung zu meiden?

1. Milch ist ein Calciumräuber, da der menschliche Körper dieses Calcium aus der Kuhmilch nicht verwerten kann.
2. Weißmehlprodukte und daraus hergestellte Süßigkeiten haben keinen Nährwert.
3. Zucker und Süßstoffe – Krebszellen lieben Zucker.
4. Lebensmittelzusatzstoffe wie z.B. Geschmacksverstärker Glutamat
5. zu viel Fleisch
6. minderwertige Öle und Fette.
7. zu viel Kochsalz – besser ist Steinsalz
8. Alkohol und Koffein
9. zu viel Phosphat (in Wurst und Fleisch enthalten)
10. Kochen oder Erhitzen in der Mikrowelle zerstört den Nährwert. Die kurzwellige Bestrahlung durch die Mikrowelle zerstört die Biophotonen (Licht der Zellstrahlung) in der Nahrung und im Wasser.

Was ist Glutamat?

Glutamat ist ein Geschmacksverstärker, der in fast allen Fertigprodukten, wie z.B. Tütensuppen, Brühwürfeln, Chips, Knabbereien, Fleisch- und Wurstwaren enthalten ist. Auch viele chinesische Restaurants würzen mit diesem Giftstoff.

Warum ist Glutamat gefährlich?

Glutamat ist vermutlich ein Hirnzellen-Killer. Im menschlichen Körper funktioniert das Glutamat als Hirnbotenstoff, der zwar unentbehrlich ist, aber in zu hoher Dosis zum Untergang der Zellen führen kann. Es kann bei Parkinson, Alzheimer und Epilepsie eine Rolle spielen, mit Sicherheit lässt es aber unsere Nervenzellen absterben.

Welche Störungen können Sie von Glutamat bekommen?

Sie können folgende Störungen wie Mundtrockenheit, Taubheit der Arme, gerötete Hautpartien, Atemnot, angeschwollene Lippen und Herzrasen bekommen.

Was ist Aspartam?

Aspartam ist ein synthetisch hergestellter Süßstoff z.B. NutraSweet, der genau wie Zucker 4 kcal pro g hat. Da Aspartam aber 200-mal süßer ist als weißer Haushaltszucker, benötigt man von diesem Süßstoff nur einen Bruchteil der Zuckermenge, und so spielen Kalorien in diesem Fall keine Rolle. Als Lebensmittelzusatzstoff wird es als E 951 deklariert. Es ist in Fertigprodukten, Kaugummis und Softdrinks (z.B. Cola Zero) enthalten. Aspartam wurde ursprünglich als Mastmittel entwickelt, weil es das Sättigungszentrum im Gehirn außer Funktion setzt. Aspartam ist kein Diätprodukt, sondern es fördert die Fettablagerung.

Wie wandelt der Körper Aspartam um?

Aspartam wandelt Methylalkohol in Formaldehyd (Nervengift) um. Die daraus resultierende chronische Methanolvergiftung beeinträchtigt das Dopaminsystem des Gehirns und verursacht Abhängigkeit. Es wird als schweres Gift für den Stoffwechsel und Rauschgift klassifiziert. Das Formaldehyd wird in den Fettzellen gespeichert.

Welche Krankheiten können durch Aspartam entstehen?

Aspartam verändert den Stoffwechsel der Hirnnervenzellen. Dies kann zu epilepsieähnlichen Erscheinungen führen. Aspartam verursacht Kopfweh,

Gedächtnisverlust, Sehstörungen, Depressionen und Krebs. Es verschlechtert die Symptome solcher Erkrankungen wie Fibromyalgie (Muskelrheuma), MS (Multiple Sklerose), Diabetes, Alzheimer, Parkinson (Schüttellähmung) und schädigt das Herz-Kreislauf-System.

Leider ist Aspartam immer noch erlaubt, obwohl es für unseren Körper nicht gut ist – allerdings wurde endlich, im Dezember 2011, das natürliche Süßungsmittel Stevia (E960) auch in Deutschland erlaubt.

Was ist Stevia?

Stevia ist eine südamerikanische Pflanze „Stevia rebaudiana Bertoni" – auch Süßblatt oder Honigkraut genannt –, aus der Süßstoff gewonnen wird. Der Süßstoff (Stevioside), der sich aus den Blättern der Pflanze gewinnen lässt, ist 150-300 Mal süßer als normaler Fabrikzucker. Die Stevia-Blätter sind 30-mal süßer als der Zucker und ist ein guter Zuckerersatz.

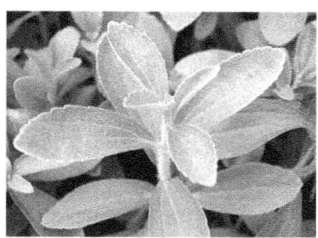

Woher kommt Stevia?

Der italienische Wissenschaftler Bertoni hat die Pflanze Ende des 19. Jahrhunderts entdeckt. Sie stammt aus dem Urwald Brasiliens und Paraguays und wird dort von den einheimischen Guarani-Indianern seit Jahrhunderten als Süßstoff und Heilpflanze verwendet.

Wie wird Stevia gewonnen?

Es wird aus den Blättern der Pflanze gewonnen. Zuerst werden die Blätter getrocknet, anschließend werden mit Wasser oder Alkohol die gewünschten Inhaltsstoffe herausgelöst und gereinigt. Weil die Herstellung ein chemisches Verfahren ist, darf Stevia nicht als natürlicher Süßstoff betitelt werden.

Ist Stevia gesünder als Zucker?

Ja. Zu viel Zucker kann krank machen und viele Krankheiten fördern, z.B. Karies, Übergewicht, Diabetes II und so weiter. Stevia ist ein gesunder Ersatz für den ungesunden Zucker.

Wie viel Kalorien hat Stevia?

Stevia enthält fast keine Kalorien, 0,2 kcal. pro Gramm.

Können Sie mit Stevia auch Kochen?

Ja. Sie können mit Stevia auch kochen oder backen. Die Dosierung ist nur anders, da Sie ja viel weniger Stevia brauchen als Zucker.

Seit wann ist Stevia in Deutschland erlaubt?

Seit Dezember 2011 ist Stevia endlich erlaubt. Bis dahin war dieser gesunde Zuckerersatz in Deutschland als Süßungsmittel verboten, lediglich als Viehfutter und für die eigene Herstellung von Kosmetik und Zahnpflegeprodukten zugelassen. Andere Länder wie die Schweiz, die USA oder Japan hatten mit der Zulassung von Stevia keine Probleme. In den USA ist Stevia als Süßstoff auf dem Markt. Die Chinesen bevorzugen die Pflanze pur. Auch in Japan, Australien und Neuseeland wird Stevia längst verwendet. In Japan nimmt der Süßstoff schon rund 50% des Marktes ein.

Was gehört zusammenfassend zu gesunder Ernährung?

- Kaufen Sie saisonal, regional, so reif, so unbehandelt und so frisch wie möglich.
- Bevorzugen Sie ökologische Produkte.
- Verzichten Sie auf Fertigprodukte.
- Verzichten Sie auf Süßstoffe und Geschmacksverstärker.
- Verwenden Sie häufig frische Kräuter und Gewürze.
- Essen Sie täglich Obst, Salat und Gemüse.
- Trinken Sie viel Wasser und Kräutertees.
- Verwenden Sie hochwertige kaltgepresste Pflanzenöle, z.B. Leinöl (s. Kapitel „Omega-3-Fettsäuren").
- Essen Sie Produkte aus Dinkel- und Vollkornmehl, nicht aus Weißmehl.
- Essen Sie nicht zu viel tierisches Eiweiß, Zucker und Salz in Maßen.
- Essen Sie langsam, und kauen Sie jeden Bissen mindestens 30-mal.
- Essen Sie jeden Tag einen Apfel – an apple a day keeps the doctor away!

Vitamine

Was sind Vitamine?

Vitamine (lat. vita; „Leben") sind organische Verbindungen, die der Organismus für lebenswichtige Funktionen benötigt. Sie sind für der Körper essentielle Nährstoffe, da er sie – mit Ausnahme von Vitamin D – nicht selbst herstellen kann. Deshalb müssen sie durch die Nahrung aufgenommen werden.

Worin sind die Vitamine enthalten?

Sie sind in pflanzlichen und auch tierischen Lebensmitteln enthalten, aber sehr empfindlich in Bezug auf äußere Einwirkungen wie Licht, Luft, Erhitzen und Wasser (bei den wasserlöslichen Vitaminen).
Bei langer Lagerung und insbesondere durch Erhitzen verflüchtigen sie sich. Darum sollten Sie so oft wie möglich frisches und rohes Obst und Gemüse sowie Salat zu sich nehmen.

Welche Aufgaben haben Vitamine?
- Steuerung und Regulierung des Stoffwechsels
- Regulierung der Verwertung von Kohlenhydraten, Proteinen (Eiweiß) und Mineralstoffen
- Energiegewinnung
- Stärkung des Immunsystems
- Aufbau von Zellen, Blutkörperchen, Knochen und Zähnen

Wie viele Vitamine gibt es?

Derzeit sind es 13 bekannte Vitamine. Die meisten Vitamine haben Namen. Der Einfachheit halber werden sie aber häufig mit Buchstaben bezeichnet. Man unterteilt sie in fettlösliche und wasserlösliche Vitamine.

Welche wasserlöslichen Vitamine gibt es?
- Vitamin B1 (Thiamin)
- Vitamin B2 (Riboflavin)
- Niacin (Nicotinsäure, Vitamin B3)
- Pantothensäure (Vitamin B5)
- Vitamin B6 (Pyridoxin)
- Biotin (Vitamin B7, Vitamin H)
- Vitamin B9 (Folsäure)
- Vitamin B12 (Cyanocobalamin)
- Vitamin C (Ascorbinsäure)

Wasserlösliche Vitamine (Vitamin C und alle B-Vitamine) werden im Dünndarm resorbiert und wirken in allen wasserhaltigen Zonen des Körpers (Blut, Lymphe, Zellzwischenraum). Wenn zu viele Vitamine aufgenommen werden, scheidet der Körper sie wieder aus, außer das Vitamin B12. Es kann wie die fettlöslichen Vitamine in der Leber gespeichert werden.

Welche fettlöslichen Vitamine gibt es?

- Vitamin A (Retinol, B-Carotin)
- Vitamin D (Cholecalciferol)
- Vitamin E (Tocopherol)
- Vitamin K (Phyllochinon)

Die fettlöslichen Vitamine A, D, E, und K (zum Merken EDEKA) befinden sich in Organen und Geweben und werden in der Leber gespeichert. Durch Öle bzw. Fett können diese Vitamine besser aufgenommen werden. Eine Ausnahme ist das Vitamin D. Eigentlich wird es wegen seiner Aufgaben im Körper nicht mehr zu den Vitaminen, sondern eher zu den Hormonen gerechnet. Das Vitamin D3 wird als Hormon bezeichnet (s. Kapitel „Vitamin D – das Sonnenvitamin").

Wie kommt es zu einem Vitaminmangel?

- Einseitige Ernährung
- Umweltbelastungen
- Schwangerschaft und Stillzeit
- Alkohol und Nikotin
- Krankheiten und Medikamente
- Stress

Welche Krankheiten werden durch einen Vitaminmangel verursacht?

Ein Vitaminmangel kann verschiedene Krankheiten auslösen:

- Skorbut (Vitamin-C-Mangel)
- Beriberi (Vitamin-B1-Mangel)
- Nachtblindheit (Vitamin-A-Mangel)
- Rachitis (Vitamin-D-Mangel)
- Pellagra (Vitamin-B-Mangel)

Das Sechs-Stufen-Modell des Vitaminmangels nach dem Vitaminforscher Brubacher

Der Vitaminforscher Brubacher stellte bereits 1983 ein Sechs-Stufen-Modell des Vitaminmangels auf:

Stufe 1
Die Gewebsspeicher sind bereits teilweise entleert.
Die Vitaminblutspiegel bleiben unverändert!

Stufe 2
Es findet sich eine Verminderung des Umsatzes und folglich der Ausscheidung. Die Vitaminblutspiegel bleiben unverändert!

Stufe 3
Vitaminabhängige Enzymreaktionen werden eingeschränkt. Die Vitaminblutspiegel können unverändert bleiben!

Stufe 4
Es zeigen sich erste unspezifische Symptome.
Die Vitaminblutspiegel können unverändert bleiben!

Stufe 5
Auftreten charakteristischer Mangelsymptome.
Bei entsprechender Vitaminzufuhr können diese behoben werden.

Stufe 6
Hier entstehen irreversible Gewebe- und Organschäden, die auch bei entsprechender Vitaminzufuhr nicht mehr zu beheben sind.
(Quelle: www.praeventologie.eu)

Ein definitiver Vitaminmangel ist, außer im fortgeschrittenen Stadium, nur sehr schwer nachweisbar.

Das Stufen-Schema zeigt: Mit absoluter Sicherheit lässt sich ein Vitaminmangel erst bei schweren klinischen Mangelzuständen am Blutspiegel ablesen, also viel zu spät. Die Vitaminspeicher der Zellen können längst leer sein, obwohl der Blutspiegel noch „normal" ist.

Vitamin D – das Sonnenvitamin

Was ist Vitamin D?
Vitamin D wird zusammen mit den Vitaminen A, E und K zu den fettlöslichen Vitaminen gezählt. Es ist ein Überbegriff für mehrere Verbindungen, und zwei dieser Verbindungen sind besonders wichtig: Vitamin D2 und D3. Das Vitamin, das durch ausreichende Sonnenbestrahlung auf der Haut gebildet wird, ist das Vitamin D3 (Cholecalciferol). Das Vitamin D, das aus von Pflanzen stammendem Provitamin D entsteht, wird Vitamin D2 (Ergocalciferol) genannt. Eigentlich ist Vitamin D gar kein richtiges Vitamin, es ist eher ein hormonähnlicher Stoff, der u.a. dazu beiträgt, dass der Mineralstoff Calcium ins Knochengewebe eingebaut wird. Daher ist das Vitamin auch für die Stabilität der Knochen von wesentlicher Bedeutung.

Wie wird Vitamin D hergestellt?
Vitamin D3 ist das einzige Vitamin, das der Körper selbst herstellen kann. Es wird vom Körper unter Einfluss von UV-Licht erzeugt.

Die Schattenseiten des Lichtmangels
Immer seltener sind wir unter freiem Himmel unterwegs. Wir verbringen viel Zeit drinnen, an unserem Arbeitsplatz, in Verkehrsmitteln und kommen erst nach Hause, wenn es schon dunkel ist. Diese Lebensweise begünstigt einen Vitamin-D-Mangel. Dazu kommt, dass der Körper in den Wintermonaten aufgrund der zu schwachen Sonneneinstrahlung in den mittleren Breiten nicht ausreichend Vitamin D herstellen kann, und selbst im Sommer wird z.B. durch die Verwendung von Sonnencreme mit hohem Lichtschutzfaktor die Bildung oft erheblich vermindert.

Welche Aufgaben hat das Vitamin D im Körper?
- Aktivierung des Stoffwechsels
- Stimulation und Stärkung des Immunsystems
- Regulation des Calcium- und Phosphorhaushalts
- Bildung von Insulin

Was ist ein Vitamin-D-Mangel?
Von einem Vitamin-D-Mangel sprechen die meisten Experten bei Blutwerten unter 30 µg/ml. Dieser Mangel an Vitamin D bedeutet ein erhöhtes Risiko für eine Vielzahl von Krankheiten.

Ein Vitamin-D-Mangel kann zu einem gestörten Calciumhaushalt führen, der Probleme mit den Knochen – bis hin zur Osteoporose – mit sich bringt. Bei Kindern kann eine Knochenerweichung und Verformung des Skeletts (Rachitis) erfolgen, bei Erwachsenen ist es Osteomalazie. Dabei ist die Mineralbildung des Knochens gestört.

Prof. Dr. Jörg Spitz hat festgestellt, dass ca. 70-80% aller Menschen in Deutschland einen Vitamin-D-Mangel haben und es nicht wissen. In Deutschland sind im Winter Vitamin-D-Blutspiegel von unter 10-20 µg/ml weit verbreitet.

Welche Symptome gibt es bei einem Vitamin-D-Mangel?

Folgende Symptome können auftreten:

- Müdigkeit
- Abgeschlagenheit
- Nervosität
- Konzentrationsstörungen
- Schlafstörungen

Welche Krankheiten können durch einen Vitamin-D-Mangel entstehen?

- häufige Infekte (Atemwegs-, Harnwegs- und Unterleibsinfekte)
- Allergien oder Unverträglichkeiten
- Schmerzen im Bewegungsapparat
- Trockenheit von Haut und Schleimhäuten
- Diabetes
- Nierenerkrankung
- Unterfunktion der Nebenschilddrüse
- Überfunktion der Schilddrüse
- Bluthochdruck
- Autoimmunkrankheiten wie Multiple Sklerose, Rheuma
- Osteoporose
- Parkinson
- Morbus Crohn
- Krebs

Welche Faktoren schränken die Fähigkeit, das Vitamin D selbst zu bilden, ein?

Geografische Lage (Breitengrad)

Das Risiko für einen Vitamin-D-Mangel haben im Grunde alle Menschen, die nördlich des 46. Breitengrades (Norditalien) leben. Dazu gehören leider auch Deutschland und Österreich, denn diese liegen nördlich des 47. bzw. 48. Breitengrades.

Hauttyp

Je dunkler der Hauttyp, desto schwieriger ist die Aufnahme von Vitamin D.

Lebensstil

Menschen, die sich häufig in geschlossenen Räumen aufhalten, wie Büros oder Autos, Bewohner in Altenheimen und Krankenhäusern, Alkoholmissbrauch oder bestimmte Medikamente verursachen eine verminderte Aufnahme von Vitamin D.

Alter

Aufgrund der Stoffwechselveränderung (z.B. nach den Wechseljahren) im zunehmenden Alter ist es für den Körper schwieriger, das Vitamin selbst zu bilden.

Sonnencreme

Bei Verwendung von Sonnencremes (höher als Lichtschutzfaktor 8) führt das Abblocken der Sonnenstrahlung dazu, dass im Körper kein Vitamin D gebildet werden kann.

Wie kann ich einen Vitamin-D-Mangel feststellen?

Das Vorliegen eines Vitamin-D-Mangels kann zuverlässig mit einem Bluttest festgestellt werden. Gehen Sie zu einem Arzt oder Heilpraktiker und lassen sich Blut abnehmen. Oder Sie lassen sich den Vitamin-D-Status mitbestimmen, wenn das Blut für einen anderen Zweck abgenommen wird. Der Preis für einen Vitamin-D-Bluttest liegt bei ca. 30 Euro.

<10 µg/ml	schwerer Vitamin-D-Mangel
10-20 µg/ml	leichter bis mäßiger Vitamin-D-Mangel
20-30 µg/ml	relativer Vitamin-D-Mangel
30-70 µg/ml	optimaler Vitamin-D-Spiegel

Wer hat einen erhöhten Vitamin D Bedarf?

Ein erhöhter Vitamin D Bedarf besteht bei Schwangeren, Stillerden, Senioren und Menschen, die Probleme mit ihren Knochen haben.

Wie viel Vitamin D braucht der Mensch täglich?

Das kommt darauf an, wie hoch Ihr Vitamin-D-Spiegel ist. Wenn Ihr Vitamin-D-Spiegel ca. 20 µg/ml hat, können Sie täglich 1.000 IE (Internationale Einheit) einnehmen. Bei 1.000 IE erhöht sich der Vitamin-D-Spiegel nach 10 Tagen um 1 µg/ml, also in einem Monat dann um 3 µg/ml. Wenn Ihr Vitamin-D-Spiegel sehr niedrig ist und Sie mehr als 30 µg/ml erreichen wollen, benötigen Sie täglich etwa 4.000 IE Vitamin D. Dabei ist auf den Laborwert des Vitamin D und den allgemeinen Gesundheitszustand Rücksicht zu nehmen.

Können Sie Ihren Vitamin D Bedarf über die Nahrung decken?

Über die Nahrung können Sie wahrscheinlich nicht den täglichen Vitamin D Bedarf decken, außer Sie essen täglich bis zu 300 g von ölhaltigem Fisch wie Lachs, Makrele und Hering oder 100 g Wildlachs. Lebertran – ein dünnes, hellgelbes Öl, das aus der Leber von Kabeljau, Dorsch und Schellfisch gewonnen wird – hat ausreichend Vitamin D.

Um den Bedarf an Vitamin D zu decken, sollte man aber täglich 3-4 EL einnehmen. Da es jedoch einen hohen Vitamin-A-Anteil enthält, besteht die Gefahr einer Vitamin-A-Überdosierung (Vergiftung). Die Nahrung kann folglich also nur einen kleinen Beitrag dazu leisten.

Nahrungsmittel je 100 g

Lebertran	1.280 IE (Internationale Einheit)
Wildlachs	1.000 IE
Lachs	624 IE
Thunfisch	236 IE
Avocado	200 IE
Eier	52 IE
Schweizer Käse	20 IE

Wie können Sie den Vitamin-D-Spiegel erhöhen?

1. Sonne

Besser ist es, man setzt sich mäßig, jedoch regelmäßig der Sonne aus, also etwa täglich 15 Minuten zur Mittagszeit – ja, Sie haben richtig gelesen –, und zeigt dabei möglichst viel Haut.

Kaum klettert die Sonne am Himmel etwas höher, schon haben die Warnungen vor ihren gefährlichen Strahlen wieder Hochkonjunktur. Man solle doch die Mittagssonne meiden. Genau dieser Rat aber, so der renommierte norwegische Wissenschaftler Prof. Johan Moan, führt in die Irre. „Um die optimale Vitamin-D-Versorgung durch die Sonnenstrahlen zu erreichen mit der geringsten Hautkrebs-Gefahr ist die Mittagszeit die beste Periode. Das bedeutet aber, dass die gemeinhin von Gesundheits-Organisationen in vielen Ländern erteilte Empfehlung, die drei bis fünf Stunden rund um die Mittagszeit zu meiden, nicht nur falsch ist, sondern sogar das Hautkrebsrisiko erhöht", so das Resümee einer Studie von Prof. Moan aus Oslo.

Zur Begründung verweisen die Forscher auf die unterschiedlichen Wellenlängen der UV-Strahlen (UVA und UVB) und ihre unterschiedliche Intensität zu den verschiedenen Tageszeiten.

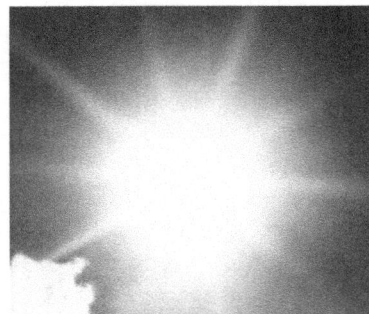

Welche Monate sind für das Vitamin D wichtig?

Zum Vitamin-D-Sommer zählen allerdings nur die Monate Juli und August. An einem Sommertag im Juli oder August in Mitteleuropa produziert die menschliche Haut während eines mittäglichen Sonnenbades von 10 Minuten etwa 10.000 IE an Vitamin D3. Sind diese Monate sonnig, dann reichen die 4-8 Wochen aus, um einen gesunden Vitamin-D-Spiegel zu erreichen und einen Vitamin-D3-Mangel zu verhindern.

Tipp

Ich bin letzten Sommer sehr gut mit der Schüssler Salz Creme Nr. 8 Natrium chloratum ausgekommen und habe so gut wie keine Sonnencreme benutzt. Eine Ausnahme ist natürlich der Urlaub am Meer. Da habe ich auch die ersten 15-30 Minuten mit der Schüssler Salz Creme Nr. 8 Natrium chloratum gecremt und dann erst einen hohen Lichtschutzfaktor genommen.

Heilkraft der Sonne

Ohne Sonne gäbe es kein Leben auf der Erde! Noch bis Mitte des 20. Jahrhunderts wurde die Sonne medizinisch genutzt. Sonne ist kein Auslöser für Krebs, sie schützt sogar davor.

Inzwischen gibt es sehr viele Studien, die belegen, dass bei den verschiedenen Krebsarten das Vitamin D fehlt, denn Krebszellen mögen keine Sonne.

Welche Vorteile hat das Sonnenlicht?

Das Sonnenlicht fördert die Gesundheit. Richtiges Sonnenbaden ist Medizin! Es schützt vor

- Knochenerkrankungen (Osteoporose, Osteomalazie, Rachitis),
- Krebs,
- Organerkrankungen (Herz, Leber, Nieren, Darm, Haut),
- Autoimmunerkrankungen (Diabetes I, Multipler Sklerose, Rheuma),
- Depressionen,
- Schlafstörungen.

Wo wenig Licht ist, ist der Arzt nicht weit. Also kann die Sonne doch nicht schädlich sein. Sie ist ein ganz wichtiges Heilmittel.

Was macht der Körper, wenn man zu viel Vitamin D3 durch die Sonne erhalten hat?

Ein Zuviel durch die Sonne gibt es nicht. Der Körper speichert das Vitamin D3, es geht nicht verloren.

2. Solarium

Die Hauptquelle für das Sonnenhormon ist und bleibt unsere Haut, wenn sie der UVB-Strahlung ausgesetzt wird. Dabei ist es der Haut gleichgültig, ob diese UV-Strahlung von der Sonne oder aus einer künstlichen Quelle stammt, so Prof. Jörg Spitz in seinem Buch „Krebszellen mögen keine Sonne".

Um eine gleichmäßige Versorgung des menschlichen Körpers mit Vitamin D sicherzustellen, sollte man insbesondere im Winter Solarien nutzen. Diese Empfehlung spricht eine Forschungsgruppe um Professor Johan Moan von der Universität Oslo auf Grundlage einer in der Fachzeitschrift „Photochemistry and Photobiology" vorgestellten Studie aus. *"In den Wintermonaten sinkt der Vitamin-D-Spiegel deutlich, da das Sonnenlicht dann zu wenig ultraviolettes Licht enthält, um die Vitamin-D-Produktion in der menschlichen Haut anzukurbeln. Nutzt man in dieser Zeit Solarien, kann dieser Einbruch vermieden und der Vitamin-D-Spiegel auf einem gleichbleibend hohen Niveau gehalten werden"*, so Prof. Johan Moan.

Die Kurzfassung der Studie „Johan Moan" finden Sie zum Download unter www.sunlightresearchforum.eu.

3. Hochdosiertes Vitamin-D3-Präparat

Eine maximale tägliche Dosis von 50 µg (2.000 IE) für Jugendliche und Erwachsene (inkl. Schwangere und stillende Mütter) ist von gesunden Menschen ohne Risiko von Nebenwirkungen und auch ohne medizinische Aufsicht längerfristig einnehmbar. Erst ab 4.000 IE täglich wurden Nebenwirkungen beobachtet. Von den meisten Ärzten wird für Erwachsene eine Zufuhr bis zu 100 µg = 4.000 IE Vitamin D3 über 6 Monate als sicher angesehen.

Der Vitamin-D-Spiegel sollte aber bei einer Einnahme von Vitamin D ein- bis zweimal im Jahr untersucht werden.

Wie macht sich eine Überdosierung des Vitamin D bemerkbar?

Die ersten Beschwerden können Übelkeit, Erbrechen, Appetitlosigkeit, vermehrter Durst, vermehrte Urinausscheidung, Schwäche, Unruhe und Juckreiz sein. Erst später kommt es zu einer Störung der Nierenfunktion und zu Kalkablagerungen in den Nieren.

Welche Krankheiten weisen auf einen zu hohen Vitamin-D3-Wert?

- Sarkoidose (Morbus Boeck)
- Tuberkulose
- Überfunktion der Nebenschilddrüse
- Unterfunktion der Schilddrüse
- Rachitis vom Typ II

Hier dürfen Sie kein Vitamin D einnehmen!

4. Vollspektrum-Lampen (Tageslichtlampe)

Vollspektrum-Lampen strahlen fast das komplette Spektrum des natürlichen Sonnenlichts ab (bis zu 96% Übereinstimmung). Sie beeinflussen, aufgrund ihres Anteils an UVA-, UVB- und Infrarot-Strahlen, auch die Hormonbildung und den Aufbau von Körperzellen. Durch das Vorhandensein einer bestimmten Menge an UV-Strahlen im Umgebungslicht wird im menschlichen Körper das lebensnotwendige Vitamin D gebildet. Gleichzeitig hilft eine Tageslichtlampe auch bei Depressionen und Ermüdungserscheinungen. Wenn Sie die Tageslichtlampe einschalten, wirkt sie zuerst steril, aber nach kurzer Zeit fühlen Sie sich mit diesem Licht richtig wohl.

Weitere Aussagen von Professoren über das Vitamin D

Prof. Zittermann von der Ruhr Universität Bochum: In einem wissenschaftlichen Artikel in „Molecular Nutrition & Food Research" im April 2010 stellte er fest, dass 45% der Deutschen zu wenig Vitamin D im Blut haben und zusätzliche 15-30% viel zu wenig. Daher muss man heute statt 200/400 IE besser 1.000 IE Vitamin D täglich empfehlen. Er errechnete, dass Deutschland damit jährlich ca. 40 Milliarden Euro an Krankheitskosten einsparen könne.

Er stellte fest, dass Vitamin-D-Mangel bei Erwachsenen Osteoporose und Knochenbrüche, Krebs, Autoimmunkrankheiten wie Diabetes Typ I, infektiöse Krankheiten und Herz-Kreislauf-Erkrankungen auslöst oder verstärkt.

„Das Festhalten an unserer derzeitigen Sonnenschutz-Politik und den derzeitigen Ernährungsrichtlinien führt unweigerlich zu Vitamin-D-Mangel."

Auch Professor Michael Holick, einer der führenden Vitamin-D-Experten, erklärt:

„Was würde passieren, wenn eine Arzneimittelfirma eine Tablette auf den Markt brächte, die gleichzeitig das Risiko für Krebs, Herzinfarkt, Schlaganfall, Multiple Sklerose, Osteoporose, Winterdepression und verschiedene Autoimmunkrankheiten senken würde? Ein Medienzirkus käme in Gang, wie ihn die Welt noch bei keinem medizinischen Durchbruch erlebt hat! Von den seriösesten Zeitungen würden uns Schlagzeilen entgegenspringen wie ‚Wunderpille wird Millionen Menschenleben retten' und ‚Wunderdroge läutet neues Zeitalter in der Medizin ein'."

(siehe www.bundesfachverband-besonnung.de)

Welche Mineralstoffe nach Dr. Schüßler sind für die Sonnenbestrahlung wichtig?

➢ Sonnenunverträglichkeit	Nr. 3 Ferrum phosphoricum
➢ Sonnenallergie	Nr. 10 Natrium sulfuricum
➢ Sonnenschutzmittel	Nr. 8 Natrium chloratum
➢ Sonnenbrand	Nr. 8 Natrium chloratum

Bitte seien Sie vorsichtig und lassen es nicht zu einem Sonnenbrand kommen. Hier können Sie zusätzlich auch die entsprechenden Cremes von Dr. Schüßler verwenden.

Wichtig:

- Lassen Sie Ihren Vitamin-D-Spiegel testen.
- Gehen Sie im Sommer regelmäßig etwa 15 Minuten (je nach Hauttyp) ohne Sonnencreme in die Sonne. Aber passen Sie auf, dass Sie keinen Sonnenbrand bekommen, denn der Sonnenbrand ist ein Risikofaktor für die Entstehung von Hautkrebs. Der ist nicht gesund. Probieren Sie es mit der Schüssler Creme Nr. 8 Natrium chloratum.
- Gehen Sie im Winter ins Solarium, oder nehmen Sie Vitamin-D-Tabletten (z.B. 1.000 IE).
- Essen Sie viel fetthaltigen Fisch wie Lachs oder eine Avocado.
- Kaufen Sie sich eine Tageslichtlampe (hilft im Winter auch gegen Depressionen).

Falls Sie noch mehr über Vitamine lesen wollen, gibt es hierzu einige Bücher, oder Sie schauen im Internet unter www.vitamine-lexikon.de nach.

Mineralstoffe – ohne Mineralstoffe läuft nichts

Was sind Mineralstoffe?

Mineralstoffe sind anorganische Bestandteile der Nahrung, die der Körper nicht selbst bilden kann, weshalb er auf eine Zufuhr von außen angewiesen ist, d.h. durch Nahrung und Getränke. Sie sind essentielle (lebensnotwendige) Bestandteile aller Zellen, sind an der Regulierung des Wasserhaushaltes, am Stoffwechsel und Aufbau von Hormonen und Enzymen beteiligt.

Welche Mineralstoffe gibt es?

Bei den Mineralstoffen gibt es Mengenelemente und Spurenelemente, je nachdem, ob der Körper den jeweiligen Mineralstoff in größeren Mengen oder nur in geringen Spuren benötigt.

Die Mengenelemente sind Natrium, Magnesium, Kalium, Calcium, Phosphat und Chlorid.

Die essentiellen Spurenelemente sind Eisen, Zink, Mangan, Kupfer, Jod, Silizium, Selen, Kobalt, Molybdän, Nickel, Chrom und Fluor.

Warum brauchen wir Mineralstoffe?

Ohne Mineralstoffe würde unser Körper nicht funktionieren. Die Knochen wären weich, das Blut farblos und nicht in der Lage, Sauerstoff zu transportieren. Jede einzelne Zelle braucht Mineralstoffe.

Wie viele Mineralstoffe braucht man?

Unser Körper benötigt die Mineralstoffe in unterschiedlicher Menge. Der Körper nimmt sich an Mineralstoffen, was er benötigt. Wenn der Körper nicht genügend Mineralstoffe erhält, kommt es zu Mineralstoffmängeln, die man durch eine Antlitzanalyse feststellen kann (s. Kapitel „Schüssler Salze – die Salze des Lebens").
Mineralstoffe sollen täglich zugeführt werden. In Zeiten vermehrter Beanspruchung ist der Bedarf sogar erhöht, und es werden noch mehr Mineralstoffe benötigt.

Je älter Sie sind, desto mehr Mineralstoffe braucht Ihr Körper.

Woher bekommt man die Mineralstoffe?

Da Mineralstoffe im Körper nicht selbst hergestellt werden können, muss der Körper sie durch Zuführung von hochwertigen Nahrungsmitteln und Mineralstoffen aufnehmen. Schüssler Salze eignen sich hierzu perfekt.

Wo sind die Mineralstoffe im Körper vorhanden?

Jeder Mineralstoff ist unterschiedlich im Körper verteilt: Einige Mineralstoffe sind überwiegend in den Zellen (intrazellulär), andere wiederum zirkulieren hauptsächlich im Blutkreislauf, befinden sich also außerhalb der Zellen (extrazellulär).

Sie sollen in einem biochemischen Gleichgewicht vorhanden sein. Um dieses Gleichgewicht im Körper wiederherzustellen, ist die Einnahme der Schüssler Salze zu empfehlen.

Wo werden die Mineralstoffe im Körper gebraucht bzw. verbraucht?

Alle Zellen und Organe brauchen Mineralstoffe, z.B.

- die Leber braucht Eisen, Kalium, Natrium, Magnesium und Calcium;
- der Darm braucht Natrium und Kalium;
- die Nieren brauchen Natrium und Kalium;
- die Schilddrüse braucht Jod und Kalium;
- die Blutzellen brauchen Eisen, Magnesium, Calcium und Natrium;
- die Nervenzellen brauchen Kalium, Natrium und Magnesium;
- die Muskeln brauchen Magnesium, Natrium und Kalium;
- die Knochen brauchen Calcium, Magnesium und Phosphat;
- das Herz braucht Kalium, Natrium und Magnesium;
- die Zähne brauchen Calcium;
- die Haare brauchen Silicea, Calcium und Zink;
- die Haut braucht Kalium, Silicea, Calcium und Natrium;
- das Bindegewebe braucht Silicea, Calcium und Kalium;
- das Gehirn braucht Natrium und Kalium.

Welche Aufgaben haben die Mineralstoffe?

- Aufrechterhaltung des Säure-Basen-Gleichgewichts
- Stärkung des Stoffwechsels
- Steuerung der Hormone
- Kräftigung des Immunsystems
- Aufbau und Erhalt der Zellen, Knochenstruktur und Muskeln

- Schönheitsmittel für Haut (Stärkung des Bindegewebes, Verminderung von Schlupflidern, Akne usw.), Haare und Nägel
- Aufrechterhaltung des osmotischen Drucks („innerer" Druck von Körperflüssigkeiten und Zellen)

Wie kann es zu einem Mineralstoffmangel kommen?

- von Geburt an (Mutter hat ihren Mangel übertragen)
- falsche, unausgewogene Ernährung
- Zubereitung in der Mikrowelle – Mikrowellennahrung
- Giftstoffe in der Nahrung
- Umweltbelastung
- Stress
- zu wenig Bewegung
- starkes Schwitzen (Salzverlust beim Sport)
- Schwangerschaft und Stillzeit
- Durchfall und Erbrechen
- zu viel Alkohol
- Essstörungen (Magersucht, Bulimie, Anorexia)
- Medikamente und Abführmittel
- Wechseljahre (Störungen des Hormonhaushalts)
- starke Menstruationsblutungen
- negative Gedanken, z.B. Angst, Hass, Wut, Neid

Welche Folgen hat ein Mineralstoffmangel?

Bei Mineralstoffmängeln holt sich der Organismus seine Mineralien aus dem Speicher, der im gesamten Körper verteilt ist. Man unterscheidet zwischen Arbeitsspeicher und Langzeitspeicher. Die Arbeitsspeicher stellen bei einer Mangelsituation den benötigten Mineralstoff zur Verfügung. Die Langzeitspeicher dienen bei Krankheiten oder Belastungssituationen als Reserve. Wenn diese aber erschöpft sind, da der laufende Bedarf von Mineralstoffen nicht mehr gedeckt werden und nicht so schnell aufgefüllt werden kann, kommt es zu einem akuten Mineralstoffmangel.

Dadurch wird der Mineralhaushalt des Körpers belastet. Der Körper holt sich dann die für die einseitige Funktion verbrauchten Mineralsalze aus sich selbst, um die notwendigsten Körpervorgänge aufrechtzuerhalten und das Leben zu schützen.

Hält die einseitige Belastung an, entstehen immer stärkere und dann auch mehrfache Mineralstoffmängel, die schließlich zu Funktionsstörungen bis hin zu Ausfällen der Zellen, Organe, Organsysteme und sonstiger Körpersysteme führen. Dadurch entstehen Krankheiten, denn der Mineralstoffhaushalt der Zellen ist gestört (s. Kapitel „Säure-Basen-Haushalt").

Wie können Sie einen Mineralstoffmangel beseitigen?
Mit den Mineralstoffen nach Dr. Schüßler können Sie Ihre Speicher im gesamten Körper wieder auffüllen. Nehmen Sie die Mineralstoffe nach Dr. Schüßler, denn sie können Ihnen zu Gesundheit, Schönheit und Vitalität verhelfen.

Schüssler Salze – die Salze des Lebens

Wer war Dr. Schüßler?

Durch die Entwicklung des Mikroskops und die Erforschung der Chemie Ende des 18. Jahrhunderts war es möglich geworden, die Zellen des Körpers zu untersuchen.

Dr. med. Wilhelm Heinrich Schüßler (1821-1898) wurde in Bad Zwischenahn (Oldenburg) geboren. Sein Medizinstudium begann er erst mit 32 Jahren. Nach 2½ Jahren schloss er sein Studium mit „sehr gut" ab. Da er kein Abitur hatte, musste er dies gleichzeitig nachholen. Mit 36 Jahren hatte er eine eigene Praxis. Er widmete sich ganz der Homöopathie. 1873 entwickelte Schüßler seine abgekürzte Therapie, d.h. das Heilverfahren ist kein homöopathisches, denn es gründet sich nicht auf das Ähnlichkeitsprinzip, sondern auf die physiologisch-chemischen Vorgänge, we che sich im menschlichen Organismus vollziehen. Dieses Verfahren wurde als Biochemie bezeichnet.

Faszinierend verfolgte Dr. Schüßler die Erkenntnisse des Berliner Forschers Virchows. Dieser schrieb den Satz:
„Die Krankheit des Körpers ist die veränderte Zelle bzw. das Wesen der Krankheit ist die Krankheit der Zelle."

Etwa zur gleichen Zeit schrieb der belgische Arzt Moleschott:
„Die Krankheit der Zelle besteht im Verlust von anorganischen Stoffen = Mineralstoffen."

Dr. Schüßler kam dadurch zu der Erkenntnis, dass die Krankheiten durch Störungen im Mineralstoff-Haushalt entstehen und durch Einnahme der Mineralsalze wieder geheilt werden können.

Dr. Schüßler war einer der Vordenker seiner Zeit, der die Ursache von Krankheit in der Veränderung einzelner Zellen sah. In der Asche verbrannter Körper entdeckte er in unterschiedlichen Organen und Geweben die 12 Basissalze – die wichtigsten Mineralstoffe unseres Körpers, heute bekannt als Schüssler Salze.

Was ist Biochemie?

Das griechische Wort Bios bedeutet „Leben" und Chemie „Wissenschaft der Elemente". Biochemie bedeutet nach Dr. Schüßler „das Wissen um die chemischen Vorgänge im menschlichen Organismus, in der Tierwelt und im Pflanzenreich".

Biochemische Salze sind bestimmte Mineralstoffe, die von Dr. Schüßler zu therapeutischen Zwecken in niedrig potenzierter Form eingesetzt wurden. Er entdeckte, dass die Mineralsalze nur in großer Verdünnung durch die Zellwand gelangen können.

Diese Therapie beruht auf der Tatsache, dass in jedem Organismus 12 wichtige Mineralsalze enthalten sind, im Blut, in den Zellen und in sämtlichen Organen. Die Salze sind zwar in unterschiedlicher Menge und Konzentration vorhanden, doch immer in harmonischer Ausgewogenheit. Störungen dieser harmonischen Ausgewogenheit führen zu Krankheitserscheinungen. Der Mangel eines Minerals beeinträchtigt den gesamten Stoffwechsel.

Es wurden bei einer großen Anzahl von Krankheiten sehr gute Erfolge durch die Behandlung mit Schüssler Salzen erzielt.

Das Ziel der „Biochemischen Heilweise" nach Dr. Schüßler ist die Wiederherstellung der normalen Funktion der Zellen.

Welche Aufgaben erfüllen die Schüssler Salze?

- Gewährleistung der Ernährung der Zellen, d.h. Gleichgewicht innerhalb und außerhalb der Zelle
- Sie setzen Heilungsimpulse und helfen den Zellen, die Nährstoffe aus der Nahrung besser zu verwerten.
- Sie sorgen als Katalysator, so dass die Zellen zielgerichtet arbeiten.
- Aufrechterhaltung des Säure-Basen-Haushalts
- Stärkung des Stoffwechsels
- Steuerung der Hormone
- Kräftigung des Immunsystems
- Aufbau und Erhalt der Zellen, Knochenstruktur und Muskeln
- Schönheitsmittel für Haut, Haare und Nägel

Die Schüssler Salze sind ein „Zellengesundheitsmittel" (dieses Wort habe ich erfunden). Ist die Zelle gesund, ist der Mensch gesund. Die Schüssler Salze können Ihnen dabei helfen, gesund zu bleiben oder zu werden.

Was können die Schüssler Salze?

Die Mineralsalze nach Dr. Schüßler üben einen bestimmten Einfluss auf die Funktionen der Körperorgane aus. Sie sind in allen Zellen im Körper, dem Blut, der Lymphe, den Nerven, in Muskeln, Knochen, Zähnen, Sehnen und im Bindegewebe.

Da die Mineralsalze anorganische Salze sind, deren Herstellung nicht im Körper selbst möglich ist, ist er auf eine Zufuhr von außen angewiesen.

Ein verständliches Beispiel

Man kann dies gut mit einem Auto vergleichen. Jedes Auto stottert, wenn es schlechtes Benzin erhält, hat einen Leistungsverlust oder bleibt einfach stehen, weshalb jeder seinem Auto eine gute Qualität von Benzin und Öl anbieten möchte – damit es möglichst lange und zuverlässig ohne Altersschäden läuft. Führen wir dem Auto wieder das richtige Benzin zu, so läuft es wieder, und die Störung ist aufgehoben.

So ist es beim Menschen auch. Bekommt er das fehlende Mineralsalz, dann wird der Mangel wieder behoben. Bekommt er es nicht, kann es zu weiteren Mineralstoffmängeln kommen, und der Mensch wird krank.

Die Schüssler Salze funktionieren wie ein Schlüssel im Schloss.

Sie schließen die Zelloberfläche auf und geben den Weg ins Innere frei. Dass die Schüssler Salze in ihrer Struktur so „klein" sind, dass sie bereits über die Mundschleimhaut in unseren Organismus gelangen, verdanken wir dem aus der Homöopathie bekannten Herstellungsverfahren des Potenzierens.

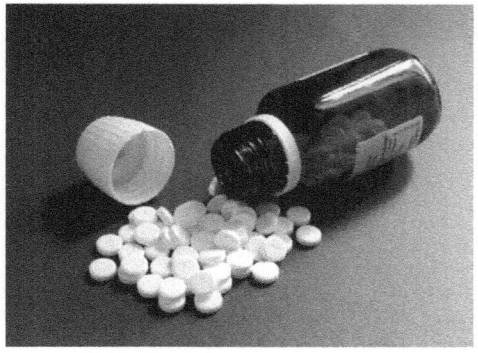

www.apotheken-wissen.de

45

Welche 12 Basismittel gibt es?

Nr. 1 Calcium fluoratum D12	Gefäß- und Elastizitätsmittel
Nr. 2 Calcium phosphoricum D6	Aufbau- und Regenerationsmittel
Nr. 3 Ferrum phosphoricum D12	Entzündungs- und Fiebermittel
Nr. 4 Kalium chloratum D6	Entzündungs- und Schleimhautmittel
Nr. 5 Kalium phosphoricum D6	Nervenmittel
Nr. 6 Kalium sulfuricum D6	Stoffwechselmittel
Nr. 7 Magnesium phosphoricum D6	Krampfmittel
Nr. 8 Natrium chloratum D6	Blut- und Wasserregulierungsmittel
Nr. 9 Natrium phosphoricum D6	Entsäuerungsmittel
Nr. 10 Natrium sulfuricum D6	Entgiftungsmittel
Nr. 11 Silicea D12	Bindegewebs- und Eitermittel
Nr. 12 Calcium sulfuricum D6	Eitermittel

Im Laufe der Zeit wurden die Erweiterungsmittel von derzeit 15 Salzen eingeführt, die eine wichtige Rolle im Mineralstoffhaushalt der Zellen spielen.

Welche Erweiterungsmittel gibt es?

Nr. 13 Kalium arsenicosum D6	Stärkungsmittel
Nr. 14 Kalium bromatum D6	Entspannungsmittel
Nr. 15 Kalium jodatum D6	Stoffwechselmittel Schilddrüse
Nr. 16 Lithium chloratum D6	Stärkungsmittel Nieren
Nr. 17 Manganum sulfuricum D6	Energiegewinnungsmittel
Nr. 18 Calcium sulfuricum D6	Entgiftungsmittel
Nr. 19 Cuprum arsenicosum D6	Antioxidantienmittel
Nr. 20 Kalium aluminium sul. D6	Entgiftungsmittel
Nr. 21 Zincum chloratum D6	Stärkungsmittel Immunsystem
Nr. 22 Calcium carbonicum D6	Erschöpfungsmittel
Nr. 23 Natrium bicarbonicum D6	Entsäuerungsmittel
Nr. 24 Arsenum jodatum D6	Stärkungsmittel
Nr. 25 Aurum chloratum nat. D6	Hormonsteuerungsmittel
Nr. 26 Selenium D6	Krebsschutzmittel
Nr. 27 Kalium bichromicum D6	Cholesterinmittel

Wie kann ich einen Mineralstoffmangel feststellen?

Durch eine Antlitzanalyse und durch gezielte Befragung zu den Mängeln.

Was ist eine Antlitzanalyse?

In der Biochemie spricht man bei der Spurensuche im Gesicht von einer Antlitzanalyse. Hier wird nicht eine Krankheit ermittelt, sondern der Mangel im Gesicht festgestellt. Körperliche Beschwerden werden erfragt.
Bei der Antlitzanalyse kommt es auf die Veränderungen der Gesichtshaut, Verfärbungen, Glanzbildungen, Schattenbildungen und Faltenbildungen an. Aber auch bei Veränderungen an Augen, Haaren, Händen und Fuß- und Fingernägeln können Mangelzeichen erkannt werden.

Mit der Antlitzanalyse bekommen wir eine direkte und sichere Antwort auf die Frage: Was fehlt mir?

Wer hat die Antlitzanalyse entwickelt?

Dr. Kurt Hickethier (1891-1953) erforschte die Zeichen für die 11 biochemischen Funktionsmittel im Antlitz des Menschen, die „Sonnerschau". Diese ermöglicht es, aus dem Gesicht zu erkennen, welche Mineralsalze fehlen. Die Antlitzanalyse ist eine eigene Feststellungslehre für die Mineralstoffe nach Dr. Schüßler.
Er fand heraus, dass es zur Wiederherstellung des Gleichgewichts im Organismus nur nötig ist, das als fehlend diagnostizierte Mineralsalz zu verabreichen.

In der Antlitzanalyse gleicht kein Gesicht dem anderen. Alle Mineralstoffmängel sind in ständiger Veränderung.

„In jedem Gesicht steht das Rezept geschrieben,
das wir nur abzulesen brauchen."
(Dr. Kurt Hickethier)

Wer macht eine Antlitzanalyse?

Die Mineralstoffberater nach Dr. Schüßler analysieren Ihr Gesicht und werden auch gezielt Fragen stellen und auf Ihre Beschwerden achten.
Lassen Sie sich bei einem ausgebildeten Mineralstoffberater beraten, da die höherdosierte Einnahme der Schüssler Salze auch Nebenwirkungen haben kann und Sie bei einem Berater in den besten Händen sind.

Dosierung und Anwendungsdauer der Schüssler Salze

Wie viele Schüssler Salze können Sie einnehmen?

Bei akuten Krankheiten nehmen Sie alle 5-10 Minuten 1 Tablette.
Bei chronischen Erkrankungen 7-20 Tabletten pro Mineralstoff am Tag.
Je nachdem, wie groß der Mineralstoffmangel ist, kann man von einem Schüssler Salz 3-20 Stück nehmen. Bei den Erweiterungsmitteln nimmt man eine niedrigere Dosierung.

Was ist die „heiße Sieben"?

Die „heiße Sieben" bezieht sich auf das Schüssler Salz Nr. 7 Magnesium phosphoricum. Bei akuten Schmerzen (ziehend, krampfend oder stechend) oder bei Schlafstörungen lösen Sie 10 Tabletten in einem Glas mit frisch aufgekochtem Wasser. Rühren Sie die Mischung um und trinken Sie das Glas so heiß wie möglich.

Können Sie verschiedene Schüssler Salze zusammen einnehmen?

Ja, das können Sie. Sie dürfen alle Salze miteinander mischen. Wenn Sie z.B. einen Apfel oder Gemüse essen, gehen ja auch keine Mineralstoffe verloren. Oder haben Sie schon einmal gehört, dass beim Essen nur Kalium aufgenommen und das Magnesium nicht verwertet wird?

Gibt es eine Einnahmeempfehlung für mehrere Mineralstoffmängel, die bei jedem Menschen passt?

Jeder Mensch ist ein Individuum. Deshalb ist die Einnahme der Schüssler Salze immer individuell und sollte auf jeden Menschen einzeln abgestimmt werden. Es gibt keine einheitliche Einnahme, die für alle Menschen zutrifft. Meistens haben die Menschen mehrere Mängel. Oft brauchen Sie sehr viele Mineralsalze. Man fängt dann einfach erst mit dem größten Mangel an.

Je schlechter es einem Menschen geht, umso weniger verschiedene Mineralstoffe, je gesünder er ist, umso mehr verschiedene Mineralstoffe kann er zu sich nehmen.

Wie lange soll man die Schüssler Salze nehmen?

Das hängt davon ab, wie lange Sie schon den Mineralstoffmangel haben. Viele Menschen haben den Mangel schon seit ihrer Geburt.

Wenn man den Mineralstoffmangel ein Jahr hat, sollte man die Schüssler Salze ca. einen Monat einnehmen, d.h. bei einem zehn Jahre alten Mangel sind das ca. zehn Monate.

Wenn der Mangel nach Einnahme der Schüssler Salze verschwunden ist, sollten Sie die Salze noch weiter einnehmen, da die Speicher im Körper noch lange nicht ausreichend aufgefüllt sind. In sehr vielen Fällen ist eine langfristige Zufuhr von Schüssler Salzen sinnvoll. Chronische Erkrankungen kann man nicht therapieren bzw. vorbeugen, indem man nur kurze Zeit (einige Monate) die Schüssler Salze einnimmt.

Was ist das Minimum-Gesetz?

Die von Phillip Sprengel (1787-1859) 1828 veröffentlichte Erkenntnis wurde von Justus von Liebig, Chemiker und Professor (1803-1873), als Minimum-Gesetz in erweiterter Form popularisiert. Das Gedeihen von Pflanzen wird maßgeblich von dem Mineralstoff bestimmt, der im Vergleich zum Bedarf in der geringsten Konzentration vorliegt. Wird ein Mineralstoff hinzugegeben, der bereits im Überfluss vorhanden ist, hat das keinen Einfluss auf das Wachstum. D.h. wenn ein Nährelement fehlt, wird auch eine optimale Versorgung mit allen anderen Nährelementen nicht das gewünschte Wachstumsergebnis erbringen.

Was hat das Minimum-Gesetz mit Schüssler Salzen zu tun?

Das Wachstumsprinzip ist auch auf den Menschen übertragbar. Fehlt ein Mineralstoff beim Menschen, so sollte dieser ausreichend in einer entsprechend hohen Dosierung gegeben werden.

Bedürfnis oder Ablehnung nach Speisen

Ein gutes Indiz für einen Mangel an Mineralstoffen ist auch das Bedürfnis oder Ablehnung von Speisen.

Hier können Sie folgende Schüssler Salze einnehmen:

Bitterstoffe	Nr. 10 Natrium sulfuricum
Fett	Nr. 9 Natrium phosphoricum
Geräuchertes	Nr. 2 Calcium phosphoricum
Hirse	Nr. 11 Silicea
Ketchup	Nr. 2 Calcium phosphoricum
Leber	Nr. 3 Ferrum phosphoricum
Mehlspeisen	Nr. 9 Natrium phosphoricum
Milch	Nr. 2 Calcium phosphoricum
Nudeln	Nr. 9 Natrium phosphoricum
Nüsse	Nr. 5 Kalium phosphoricum
Salz	Nr. 8 Natrium chloratum
Schokolade	Nr. 7 Magnesium phosphoricum
Schokolade/Nuss	Nr. 5 Kalium phosphoricum
Senf	Nr. 2 Calcium phosphoricum
Süßigkeiten	Nr. 9 Natrium phosphoricum
Weißbrot	Nr. 9 Natrium phosphoricum

Wichtig:

Füllen Sie Ihre Speicher im Körper mit den Schüssler Salzen wieder auf. Das geht allerdings nicht so schnell. Der Mineralstoffmangel kam ja auch nicht so schnell, es hat auch lange gedauert bis er gekommen ist. Haben Sie hier bitte Geduld. Ihr Körper wird es Ihnen mit Gesundheit, Vitalität und Schönheit danken.

Wichtige Fragen und Antworten

Wo bekommen Sie die Mineralstoffe nach Dr. Schüßler?

Die Mineralstoffe nach Dr. Schüßler sind ausschließlich in der Apotheke ohne Rezept erhältlich.

Kann jeder die Schüssler Salze nehmen?

Grundsätzlich ja – bei einer Laktoseunverträglichkeit kann man die Schüssler Salze auch in Form von Tropfen nehmen.
Bei älteren Menschen bitte mit der Dosierung aufpassen; je älter desto weniger.

Kann man die Schüssler Salze als Kur einnehmen?

Ja, allerdings ist eine fachkundige Beratung besser, damit die Schwerpunkte der Kur richtig gesetzt werden und bei Reaktionen oder Fragen nachgefragt werden kann.

Können Sie sich im Krankheitsfall selbst behandeln?

Eigenbehandlungen sind im Krankheitsfall nicht zu empfehlen. Jedes Salz deckt oft mehrere Organbereiche ab. Deshalb ist die Fachkenntnis eines Mineralstoffberaters von Vorteil.

Kann es Reaktionen auf die Einnahme geben?

Ja, kann es. Da die gespeicherten Gifte und Säuren im Körper abgebaut werden, kann es zu Gelenk-, Muskel-, Bänder-, Knochen- und Zahnschmerzen, Juckreiz, Kopfschmerzen, Sodbrennen, geschwollenen Händen und Füßen, usw. kommen.
Deshalb fragen Sie bitte einen ausgebildeten Mineralstoffberater.

Können Sie Medikamente mit Schüssler Salzen einnehmen?

Ja, selbstverständlich. Die Biochemie nach Dr. Schüßler unterstützt jede Heilweise. Sie können die Schüssler Salze mit den schulmedizinischen Medikamenten kombinieren. Manchmal lassen sich auch die Medikamente reduzieren, aber das sollten Sie immer mit Ihrem Hausarzt besprechen.

Können Sie Schüssler Salze in den Wechseljahren einnehmen?

Ja, Sie können sehr gut helfen, und man kann durch die Einnahme die Beschwerden wieder reduzieren bzw. sie können auch geheilt werden. (s. Kapitel „Gesund und schön älter werden").

Können Sie Schüssler Salze in der Schwangerschaft anwenden?

Ja, sehr gut sogar. In der Schwangerschaft werden durch das Baby sehr viele Mineralstoffe verbraucht. Wenn Sie als werdende Mutter Mineralstoffmängel haben, geben Sie diese ihrem Baby weiter.

Wie viele Schüssler Salze soll man einnehmen?

Es gibt keine genaue Einnahmeregelung. Bei akuten Beschwerden können Sie alle 15 Minuten eine Tablette einnehmen, bei chronischen Beschwerden ca. 3-20 am Tag. Das ist sehr unterschiedlich. Es ist bei jedem Menschen anders. Der Mensch ist ja ein Individuum.

Wie soll man die Schüssler Salze einnehmen?

Die Schüssler Salze werden in den Mund genommen und zergehen auf der Zunge. Die Wirkstoffe werden über Mund, Rachen und die Speiseröhre aufgenommen – also nicht kauen oder beißen, einfach auf der Zunge zergehen lassen.

Je schneller sich das Schüssler Salz im Mund auflöst und je süßer es schmeckt, desto dringender benötigt Ihr Körper diesen Mineralstoff.

Wenn Sie mehrere Schüssler Salze einnehmen, können Sie diese auch in Wasser auflösen und schluckweise über den Tag verteilt einnehmen. Jeder Schluck sollte ca. zehn Sekunden im Mund behalten werden.

Wie schnell wirken die Schüssler Salze?

Bei manchen Beschwerden wie z.B. Zahnschmerzen, Migräne, Nackenbeschwerden oder Einschlafstörungen wirken die Schüssler Salze sehr schnell. Bei chronischen Beschwerden wie Übersäuerung, Osteoporose, Leberbeschwerden usw. geht es nicht so schnell. Wenn Sie einen Mangel schon von Kindheit an haben, dauert es natürlich viel länger. Wenn Sie den Mangel ein Jahr haben, sollen die Schüßler Salze einen Monat eingenommen werden.

Mangel	Einnahme
• 1 Jahr	1 Monat
• 10 Jahre	10 Monate
• 20 Jahre	20 Monate

Können Sie durch die Einnahme der Schüssler Salze an Gewicht zunehmen?

Es ist möglich, dass Sie etwas an Gewicht zunehmen, da alle Gewebe im Körper wieder fester werden. Der Körper nimmt aber nicht an Umfang zu, sondern die Statur wird geformter.

Können Sie durch die Einnahme der Schüssler Salze Durchfall bekommen?

Generell kann die Konsistenz des Stuhls weicher werden, da Milchzucker abführend wirkt. Falls Durchfall auftritt, ist dies eine Reinigung des Körpers von Belastungsstoffen.

Können die Schüssler Salze bei Krankheiten helfen?

Ja, die Zellen bekommen den fehlenden Mineralstoff wieder und werden gesund. Die Schüssler Salze können wirklich sehr viel, aber dazu gehört auf jeden Fall auch eine gesunde Ernährung mit einem großen basischen Anteil und wenig säurebildenden Lebensmitteln (Fleisch, Wurst, Zucker usw.).

Vitalstoffe

Was sind Vitalstoffe?

Zu den Vitalstoffen gehören Vitamine, Mineralstoffe, sekundäre Pflanzen-stoffe, bestimmte Fettsäuren und essentielle (lebensnotwendige) Amino-säuren.

Welche Wirkungen haben die Vitalstoffe?

- Schutz vor freien Radikalen
- Aktivierung des Immunsystems
- Abbau körpereigener Abfallprodukte
- Steigerung der körperlichen Leistungsfähigkeit
- Besserung des geistigen Leistungsvermögens
- Schutz vor Mangelzuständen ab der Lebensmitte

Welche Folgen haben die Mängel an Vitalstoffen?

- vorzeitiges Altern
- geschwächtes Immunsystem
- Erschöpfungszustände
- Leistungsstörungen im Gehirn
- erhöhtes Krebsrisiko
- Zivilisationskrankheiten wie Herzinfarkt, Schlaganfall, Gicht

Welche Vitalstoffe können bei Ihrem Blutbild wichtig sein?

Vitamin D

Es wird über die Sonnenbestrahlung auf der Haut gebildet (s. Kapitel „Vi-tamin D").

Selen

Dieser Mineralstoff sorgt dafür, dass alle Ihre Zellen gesund wachsen kön-nen.

Zink

Ein Mineralstoff, der wichtig ist für das Immunsystem, Haut, Haare und Nä-gel. Bei Zinkmangel kommt es häufig zu Ekzemen und Neurodermitis.

Vitamin E

Dieses Vitamin dient als einer der wichtigsten Schutzstoffe gegen freie Ra-dikale. Es verringert das Krebsrisiko, schützt die Zellmembran und senkt nachweislich das Arteriosklerose-Risiko.

Vitamin C
Das Vitamin C stärkt das Immunsystem und auch die Nerven.

Folsäure, Vitamin B6 und B12
Sie senken den Homocysteinspiegel. Das giftige Zwischenprodukt Homocystein (entsteht beim Abbau von Eiweiß) wird bei gesunden Menschen mit ausreichender Versorgung mit Vitamin B6, Folsäure und Vitamin B12 in die Aminosäure Cystein umgewandelt und weiter verstoffwechselt. Nur wenn Sie über einen ausreichenden Blutspiegel dieser drei Vitamine verfügen, kann das Homocystein abgebaut werden. Sonst kann das Homocystein die Gefäße schädigen. Es kann dann z.b. zu Gefäßerkrankungen, Schlaganfall oder Herzinfarkt kommen (s. Kapitel „Homocystein").

Aber auch die Mineralstoffe Eisen, Magnesium, Kalium, Calcium und Natrium sind hier zu berücksichtigen.

Eine Auflistung von Studien, die zeigen, was Vitalstoffe leisten:

Vitamin K verhindert Blutkrebs. Forscher an der Mayo Klinik haben herausgefunden, dass Vitamin K vor Blutkrebs schützt. Vitamin K unterdrückt Entzündungsstoffe im Blut und verhindert den Zelltod.

Vitamin D kann Morbus Crohn (chronisch entzündliche Darmerkrankung), Krebs, Osteoporose und andere Darmerkrankungen verhindern. Das hat Prof. Zittermann von der Uni Bochum herausgefunden. Veröffentlicht wurde das im „Molecular Nutrition & Food Research".

Die Studie des Intermountain Medical Centers kommt zu dem Ergebnis, dass ein akuter Mangel an Vitamin D die Gefahr eines Schlaganfalles um 78% und Herz-Kreislauf-Erkrankungen um 45% erhöht.
Morbus Crohn kommt vor allem in den sonnenärmsten Ländern vor. Vitamin D verhindert das Eindringen von Bakterien in die Darmwand. Das hat Prof. J. Whit an der Universität Montreal herausgefunden.

Vitamin B6 kann Darmkrebs verhindern. Für dieses Ergebnis wurden Studien aus Europa, Asien und Amerika ausgewertet. Je mehr Vitamin B6 im Blut ist, desto höher ist der Schutz vor Darmkrebs.

„Clinical Nutrition", eine Zeitschrift der Europäischen Gesellschaft für klinische Ernährung und Stoffwechsel, sagt uns, dass ein Mangel an **Omega 3** zu Unfruchtbarkeit führen kann. Hat der Mann viel Omega 3 in sich, bleibt er fruchtbar. Hat er dagegen mehr von den schlechten Omega-6-Fettsäuren, ist die Chance, unfruchtbar zu werden deutlich höher. Omega 3 ist wichtig für die Spermien (s. Kapitel „Omega-3-Fettsäuren").
(Quelle: www.gesundheitlicheaufklaerung.de)

Was ist die orthomolekulare Medizin?

Der Begriff „orthomolekular" bedeutet „die richtigen Moleküle" („orthos" gr.= richtig; „molecula" lat.= Baustein), im übertragenen Sinn „die richtigen Nährstoffe". Die orthomolekulare Medizin ist eine von dem zweifachen Nobelpreisträger Linus Pauling (1901-1994) beeinflusste alternative Heilmethode. Es werden hochdosierte Vitamine und Mineralstoffe zur Vermeidung und Behandlung von Krankheiten eingesetzt. Pauling erkannte, dass der menschliche Körper bestimmte Mengen an Mineralstoffen, Vitaminen, Aminosäuren, bestimmte Fettsäuren und Enzyme benötigt, um gesund zu bleiben. Krankheiten werden dadurch verursacht, dass dem Menschen diese Stoffe fehlen oder sie nur in unzureichender Menge im Organismus vorhanden sind. Der tägliche Bedarf ist nicht gleich bleibend, sondern ändert sich in Abhängigkeit von der Lebenssituation, dem Geschlecht und dem Alter. Das kann bedeuten, dass Sie glauben, sich gesund zu ernähren, tatsächlich aber nicht alle Nährstoffe in optimaler Menge zu sich nehmen.

Was sagt die orthomolekulare Medizin zum Vitalstoffmangel?
Im Handbuch der orthomolekularen Medizin von Dietl und Ohlenschläger werden sechs Stufen der Vitalstoffversorgung beschrieben.

Stufe 1 „optimale Versorgung"

Stufe 2 „gute Versorgung"

Stufe 3 „ausreichende Versorgung"
Diese Stufe wäre erreichbar, wenn man in etwa die Empfehlungen der DGE (Deutsche Gesellschaft für Ernährung) einhalten würde. Doch schon in dieser Stufe macht sich eine anfällige Vitalität, leichte Infektanfälligkeit sowie teilweise eingeschränkte Leistungsfähigkeit bemerkbar.

Stufe 4 „mangelhafte Versorgung"
Laut Ernährungsbericht befinden sich aber die meisten Menschen auf Stufe 4. Hier gibt es schon leichte Befindlichkeitsstörungen, Konzentrations- und Gedächtnisschwäche, Müdigkeit, geringere Leistungsfähigkeit, geschwächtes Immunsystem, brüchige Nägel, erhöhtem Stressempfinden und anderes mehr.

Stufe 5 „schlechte Versorgung"
Leider wird daraus kaum Handlungsbedarf erkannt, unter anderem bei häufigen Infekten, Darmproblemen, Haarausfall, erhöhtes Schmerzempfinden, Hautirritationen, wodurch oft der Weg für Stufe 6 frei wird.

Stufe 6 „dauerhaft schlechte Versorgung"
Daraus entstehen Symptome und Mangelkrankheiten wie etwa erhöhtes Risiko für Herz-Kreislauf-Erkrankungen, Rheuma, Arthrose, Diabetes, Burnout, Depressionen, Demenz, Krebs und andere.

Bioaktive Substanzen

Was sind bioaktive Substanzen?
Bioaktive Substanzen sind Inhaltsstoffe in Lebensmitteln, die keinen Nähr-stoffcharakter, aber eine gesundheitsfördernde Wirkung haben.

Welche bioaktiven Substanzen gibt es?
- sekundäre Pflanzenstoffe
- Ballaststoffe
- Substanzen in fermentierten Lebensmitteln

Wo kommen bioaktive Substanzen vor?
Bioaktive Substanzen sind zu finden in Obst, Gemüse, Hülsenfrüchten, Kräutern, Getreide, Nüssen, Samen und fermentierten Lebensmitteln (z.B. Buttermilch, Joghurt, Sauerkraut).

Welche Wirkung haben bioaktive Substanzen?
- Aktivierung des Stoffwechsels
- Stärkung des Immunsystems
- Entzündungshemmend
- Schutz vor Krebs
- Vorbeugung von Herz- und Kreislauferkrankungen
- Verdauungsförderung
- Normalisierung des Blutzuckerspiegels

Was sind Ballaststoffe?
Ballaststoffe sind vorwiegend unverdauliche Nahrungsbestandteile (werden vom Dünndarm nicht verdaut), also Kohlenhydrate, die vorwiegend in pflanzlichen Lebensmitteln vorkommen. Sie kommen unter anderem in Getreide, Obst, Gemüse, Hülsenfrüchten und in geringen Mengen in Milch vor. Obwohl die Ballaststoffe weder Energie noch Bausteine liefern, haben sie positive Auswirkungen auf die Verdauung und die Gesundheit, denn sie binden einen Teil des Nahrungscholesterins im Dickdarm und sorgen so da-für, dass es den Körper auf natürlichem Weg wieder verlässt.

Welche Ballaststoffe gibt es?

Während unlösliche Ballaststoffe (z.B. Zellulose aus Vollkorn) kein Wasser aufnehmen können, binden lösliche Ballaststoffe große Mengen Wasser und quellen daher im Magen-Darm-Trakt auf. Sie sorgen für eine reibungslose Verdauung und reinigen dabei gleichzeitig den Darm.

Lösliche Ballaststoffe wie z.B. in Flohsamen sind zur Stoffwechselanregung äußerst empfehlenswert. Man nimmt beispielsweise morgens nüchtern einen Löffel Flohsamen oder Flohsamenschalen und trinkt dazu zwei Gläser Wasser.

Tipp: Bitte langsam von einer ballaststoffarmen auf eine ballaststoffreiche Kost umstellen, gut kauen und genug dazu trinken! Sonst kann es vermehrt zu Blähungen oder Verstopfung kommen.

Was sind sekundäre Pflanzenstoffe?

Sekundäre Pflanzenstoffe kommen im Gegensatz zu den primären Pflanzenstoffen nur in geringen Mengen vor. Sie bestehen aus zahlreichen chemisch sehr unterschiedlichen Verbindungen und üben in der Regel pharmakologische Wirkungen aus. Primäre Pflanzenstoffe sind Kohlenstoffe (einschließlich Ballaststoffe), Proteine und Fette. Sie sind am Energiestoffwechsel und am Aufbau der Zellen beteiligt. Beim Menschen wirken sie, mit Ausnahme der Ballaststoffe, als Nährstoffe.

Was sind Substanzen in fermentierten Lebensmitteln?

Die Fermentation (Milchsäure-Gärung) ist in milchsauer vergorenen Lebensmitteln wie Joghurt, Buttermilch und Sauerkraut enthalten.

Wichtig:

Essen Sie oft Nahrungsmittel, in denen die sekundären Pflanzenstoffe, Ballaststoffe und Milchsäure-Gärung vorhanden sind.

Antioxidantien als Zellschutz

Was sind freie Radikale?
Freie Radikale sind hochaktive, schädliche Stoffwechselprodukte bzw. aggressive Sauerstoffverbindungen, welche die körpereigenen Proteine, Fette sowie die Erbsubstanz (DNS) angreifen und schädigen können. Sie sind aber keineswegs nur schlecht. Sie erfüllen durchaus wichtige Aufgaben, etwa bei der Abwehr von Bakterien und Viren. Die Dosis macht das Gift. Der Organismus besitzt Mechanismen, durch die er mit der ständigen Flut an freien Radikalen zurechtkommt. Damit die Radikalfänger optimal arbeiten können, helfen ihnen die Antioxidantien.

Wie entstehen freie Radikale?
Freie Radikale sind unkontrollierte Oxidationsprodukte, welche die Zellen angreifen und das Immunsystem schwächen. Der Körper erzeugt tagtäglich freie Radikale.

Welche Ursachen gibt es für die Bildung freier Radikale?
Für die Bildung freier Radikale gibt es innere und äußere Ursachen.

Die **inneren**, im Stoffwechsel entstehenden **Ursachen** sind
- Atmungsvorgänge
- oxidative Enzyme
- entzündliche Prozesse
- erhöhte körperliche und geistige Belastung, z.B. Stress, Erschöpfung, Sport
- Alterungsprozesse

Die **äußeren Ursachen** sind
- Medikamente
- Nikotin
- Alkohol
- Strahlungen
- Luftverschmutzung, z.B. Autoabgase, Stickoxide, Smog
- Chemikalien, z.B. Pflanzenschutzmittel

Was sind Antioxidantien?
Antioxidantien sind Substanzen, welche die Zellen vor Schädigungen durch sogenannte „freie Radikale" schützen – ein ganz wichtiger Zellschutz.

Welche Antioxidantien gibt es?

1. Natürliche Antioxidantien
2. Aminosäure (Bausteine des Proteins) Glutathion
3. Q-10 ein Coenyzm
4. Melatonin
5. Synthetisch hergestellte Antioxidantien wie etwa Zitrate und Gallate

1. Natürliche Antioxidantien

Welche natürlichen Antioxidantien gibt es?
Natürliche Antioxidantien, wie Vitamin C, Vitamin E oder die Carotinoide (z.B. Betacarotin, die Vorstufe von Vitamin A), gelten als Radikalfänger und können damit dem oxidativen Stress im Körper entgegenwirken. Besser kann man sich die Vitamine als A-C-E merken. Auch die sekundären Pflanzenstoffe (Flavonoide, Saponine, Sulfide) gehören dazu. Ganz wichtig sind auch die Mineralstoffe Zink, Selen, Kupfer, Mangan, Eisen, Kalium und Natrium, die Sie zusätzlich auch als Schüssler Salze einnehmen können.

In welchen Nahrungsmitteln sind Antioxidantien enthalten?

Die Antioxidantien **Vitamin A-C-E, Mangan, Kupfer, Zink** und **Selen** und die **sekundären Pflanzenstoffe** sind in Obst und Gemüse enthalten und machen die aggressiven Sauerstoffteilchen unschädlich.

Flavonoide sind enthalten in Kirschen, Pflaumen, Beeren, Äpfeln, Rotkohl, rotem Rettich, Zwiebeln, Radieschen, Radicchio und Auberginen.

Saponine sind enthalten in Hülsenfrüchten wie Erbsen und Bohnen sowie Spinat.

Sulfide findet man in Knoblauch, Schalotten, Schnittlauch, Lauch und Lauchzwiebeln. Knoblauch wird eine vor Krebs schützende Wirkung nachgesagt.

Carotinoide sind enthalten in Aprikosen, Pfirsichen, Paprika, Brokkoli, Rosenkohl, Grünkohl, Spinat, Karotten und Tomaten (diese beinhalten zusätzlich den roten Farbstoff Lykopin, ein sekundärer Pflanzenstoff).

Vitamin C ist enthalten in Zitronen, Orangen und anderen Zitrusfrüchten, Johannisbeeren, Paprika, Kiwi, Tomaten, Sanddorn und Kartoffeln.

Vitamin E ist enthalten in Nüssen, Weizenkeimöl, Olivenöl und Sonnenblumenkernen.

Mangan ist enthalten in getrockneten Aprikosen, Haselnüssen, Heidelbeeren, Linsen und Hirse.

Kupfer ist enthalten in Pilzen, Linsen, Lachs und Käse.

Zink ist enthalten in Erbsen, Bierhefe, Amarant, Parmesan und Kalbsleber.

Selen ist enthalten in Eiern, Garnelen, Paranüssen, Steinpilzen und Thunfisch.

Antioxidantien sind auch ein wichtiger Bestandteil der menschlichen Muttermilch. Sie wirken im Organismus des Babys als Radikalfänger und helfen unter anderem bei der Infektionsabwehr.

2. Glutathion ist ein lebensnotwendiges Eiweiß aus 3 Aminosäuren (Glutaminsäure, Cystein und Glycin). Es kommt im gesamten menschlichen Körper in fast allen Zellen vor. Der gesunde Organismus kann Glutathion aus den 3 Aminosäuren selbst synthetisieren (herstellen). Gleichzeitig nehmen wir es auch mit der Nahrung auf. Besonders reich an Glutathion sind Brokkoli, Petersilie und Spinat. Das Glutathion ist für die Verbesserung der Sauerstoffversorgung, Stärkung des Immunsystems und Entgiftung von Schwermetallen zuständig. Auch für die Schilddrüse und die weiblichen Hormone brauchen wir Glutathion.
Je älter wir werden, desto geringer werden die Glutathion-Vorräte des Körpers. Wegen seiner antioxidativen Wirkung wird Glutathion als Nahrungsergänzungsmittel verkauft.

3. Q-10 Coenzym (wird auch Ubichinon 10 genannt, lat. ubique; „überall") ist eine körpereigene Substanz. Es wird zum Teil über die Nahrung aufgenommen, aber auch im Körper selbst produziert. In jeder menschlichen Zelle wird die Energie aus der Nahrung in körpereigene Energie (ATP=Adenosintriphosphat) umgewandelt und gespeichert. Es ist an der Sauerstoffaufnahme der Zellen und ihrer Energieproduktion beteiligt. Zugleich hat Coenzym Q-10 die Aufgabe, im Körper freie Radikale abzufangen beziehungsweise ihre Entstehung zu verhindern. Die Organe mit dem höchsten Energiebedarf wie Herz, Leber und Niere weisen die höchste Q-10-

Konzentration auf. Wie auch beim Glutathion nimmt mit steigendem Lebensalter die Konzentration deutlich ab.

In welchen Nahrungsmitteln ist Q-10 enthalten?

Q-10 ist reichhaltig in roher Leber, öligem Fisch (Sardinen, Makrelen usw.), Nüssen, Hülsenfrüchten, Sesamsamen, Sonnenblumenkernen, Pflanzenölen, Kohl, Zwiebeln, rohen Kartoffeln, Spinat, Rosenkohl und Brokkoli enthalten. Coenzym Q-10 kann jedoch durch Kochen, Lagerung und die Konservierung zerstört werden.

4. Melatonin

Melatonin ist ein Hormon, das im Schlaf gebildet wird. Es fängt freie Radikale direkt ab und macht sie unschädlich (s. Kapital Schlaf).

5. Künstlich hergestellte Antioxidantien werden schon seit langem

eingesetzt, um das Verderben von Nahrungsmitteln durch Oxidation zu verhindern. Sie dienen z.B. dazu, das Braunwerden von Fruchtsäften zu verhindern, in Lebensmitteln den Geschmack zu erhalten oder das Ranzigwerden von Fetten zu vermeiden.

Warum sind Antioxidantien wichtig?

Antioxidantien sind ein lebenswichtiger Zellschutz – ein Radikalfänger – weil sie vor Krankheiten wie Krebs, Arteriosklerose und rheumatischen Erkrankungen (z.B. Rheuma, Gicht) schützen und den Alterungsprozess verlangsamen (Anti-Aging-Mittel). Die künstlich hergestellten Antioxidantien sind aber zu meiden.

Was sollten Sie nicht so viel essen?

Der Fleischverzehr steht in Verbindung mit freien Radikalen. Die mit dem Essen von Fleisch verbundene Eisenzufuhr fördert die Bildung von Sauerstoffradikalen.
Die Deutsche Krebsgesellschaft empfiehlt daher: Wenn Fleisch gegessen wird, sollte die durchschnittliche tägliche Menge auf 80 g beschränkt werden! Fisch und Geflügel sind Schweine-, Rind- und Lammfleisch vorzuziehen.

Wie bekommen Sie möglichst viele Antioxidantien?

Diese Radikalfänger stellt der Körper nicht selbst her, außer das Hormon Melatonin (s. Kapitel „Schlaf"). Q-10 und Glutathion werden nur begrenzt im Körper hergestellt – daher müssen sie wie alle anderen Antioxidantien mit der Nahrung aufgenommen werden.

Welche Schüssler Salze helfen hier als Antioxidantien?

- ➢ Nr. 3 Ferrum phosphoricum
- ➢ Nr. 6 Kalium sulfuricum
- ➢ Nr. 10 Natrium sulfuricum
- ➢ Nr. 17 Manganum sulfuricum
- ➢ Nr. 19 Cuprum arsenicosum
- ➢ Nr. 21 Zincum chloratum
- ➢ Nr. 26 Selenium

Wichtig:

Nehmen Sie möglichst viele Antioxidantien zu sich, besonders von den Schüssler Salzen, damit Ihre Zellen geschützt sind.

Omega-3-Fettsäuren und andere Fettsäuren

Welche Fettsäuren gibt es?
Es gibt gesättigte, einfach ungesättigte (Omega-9) und mehrfach ungesättigte Fettsäuren (Omega-3 und Omega-6).

Gesättigte Fettsäuren sind in unserer Nahrung zu viel vorhanden, so dass wir in unserem Körper zu viel davon haben. Sie kommen vorwiegend in tierischen Fetten wie z.B. Wurst, Butter und Käse vor und sollten reduziert werden.

Einfach ungesättigte Fettsäuren (Omega-9) sind beispielsweise reichlich im Olivenöl vorhanden.

Zu den mehrfach ungesättigten Fettsäuren gehören Omega-3 und die Omega-6 Fettsäuren.

Was sind Omega-3-Fettsäuren?
Omega-3-Fettsäuren gehören zu den mehrfach ungesättigten Fettsäuren. Die Bezeichnung „mehrfach ungesättigt" bezieht sich auf den chemischen Aufbau der Fettsäuren. Sie sind essentiell, also lebensnotwendig, und können vom Körper nicht selbst hergestellt werden.
Die Omega-3-Fettsäuren sollten vermehrt eingenommen werden, da sie entzündungshemmend wirken.

Was sind Omega-6-Fettsäuren?
Die mehrfach ungesättigte Fettsäure Omega-6 (Sonnenblumen-, Distel- und Kürbiskernöl) nehmen wir in zu hohen Mengen auf. Omega-6-Fettsäuren sollten unbedingt reduziert werden, da sie in entzündungserzeugende Substanzen (Linolsäure und Arachidonsäure) umgewandelt werden.

Was bewirkt die Arachidonsäure im Körper?
Arachidonsäure ist eine mehrfach ungesättigte Fettsäure und gehört zu den Omega-6-Fettsäuren. Sie wird in geringen Mengen im Körper selbst aus der essentiellen Linolsäure gebildet.
Der weitaus größte Teil der Arachidonsäure wird mit der Nahrung aufgenommen. Enthalten ist Arachidonsäure ausschließlich in Nahrungsmitteln tierischer Herkunft, z.B. in Fleisch, Eigelb, Schweineschmalz und Schweineleber.

Diese Fettsäure wird in die Zellwände aller Körperzellen eingebaut. Oxidative Prozesse führen zur Freisetzung der Arachidonsäure und zur Bildung der entzündungsfördernden Substanzen, die gleichzeitig ein gesteigertes Schmerzempfinden hervorrufen. Die Arachidonsäure spielt bei so unterschiedlichen Erkrankungen wie z.B. Rheuma, Allergien, Neurodermitis oder Arteriosklerose eine Rolle.

Wer ist der Gegenspieler der entzündungsfördernden Omega-6-Fettsäure?
Das ist die Omega-3-Fettsäure.

Wie ist das optimale Verhältnis von Omega-3 zu Omega-6?
Im Idealfall soll das Verhältnis von Omega-3- zu Omega-6-Fettsäuren bei einer ausgewogenen Ernährung 1 zu 5 betragen. Das bedeutet, dass es sinnvoll ist, die Zufuhr von Omega-6-Fettsäuren möglichst zu reduzieren und gleichzeitig die Einnahme von Omega-3-Fettsäuren zu steigern.

So lautet die Empfehlung der Deutschen Gesellschaft für Ernährung e.V. (DGE), der Österreichischen Gesellschaft für Ernährung (ÖGE), der Schweizerischen Gesellschaft für Ernährungsforschung (SGE) sowie der Schweizerischen Vereinigung für Ernährung (SVE).
Im Moment ist bei den meisten Menschen das Verhältnis oft bei 1:20, d.h. das Omega-3 sollte erhöht werden und das Omega-6 stark reduziert werden.

Jeder Mensch braucht täglich Omega-3-Fettsäuren.

Warum werden die Omega-3-Fettsäuren für den Körper gebraucht?
Die Omega-3-Fettsäuren werden für die Aufnahme der fettlöslichen, lebenswichtigen Vitamine A, D, E und K gebraucht, um die für die Verdauung notwendigen Gallensäfte zu unterstützen. Wichtig sind sie auch für Aufbau und Funktion der Zellmembran sowie die biochemischen Vorgänge in der Zelle, für Nerven, Blut, Gehirn, Haut und Augen.

Wo haben Omega-3-Fettsäuren positive Wirkungen auf die Gesundheit?

- Omega-3-Fettsäuren haben eine positive Wirkung bei Arteriosklerose
- Herz- und Kreislauferkrankungen, wie z.B. Bluthochdruck
- Rheuma
- Immunsystem
- Entzündungen
- Cholesterin
- Depression
- Demenz
- ADHS (Aufmerksamkeitsdefizit-/Hyperaktivitätsstörung)
- Schwangerschaft und Stillzeit
- Krebs

Welche Omega-3-Fettsäuren gibt es?

Unsere Nahrung enthält die drei Formen der Omega-3-Fettsäuren Alpha-Linolensäure, Eicosapentaensäure und Docosahexaensäure.
Der Körper benötigt alle drei Formen, es ist aber unter bestimmten Voraussetzungen auch möglich, durch Aufnahme der Alpha-Linolensäure – reichlich in Leinöl vorhanden – seinen Bedarf an Omega-3 zu decken.

In welchen Nahrungsmitteln sind Omega-3-Fettsäuren enthalten?

Die Omega-3-Fettsäuren sind in Fischen wie Lachs, Hering, Makrele, Sardine und Thunfisch, pflanzlichen Ölen (Lein-, Raps,- und Walnussöl) und Walnüssen enthalten.

Die Omega-3-Fettsäuren Eicosapentaensäure und Docosahexaensäure sind in fettreichen Kaltwasser-Meeresfischen, z.B. Hering, Lachs, Sardine, Tunfisch und Makrele, enthalten. Essen Sie 2 x pro Woche Fisch.

Die Omega-3-Fettsäure Alpha-Linolensäure ist vor allem in Pflanzenölen wie Leinöl (60%), Walnussöl (14%), Rapsöl (11%), Sojaöl (8%) und Walnüssen enthalten. Also ist Leinöl ein sehr guter Lieferant, und man kann seinen Bedarf damit decken. Das ist vor allem dann wichtig, wenn Sie keinen Fisch essen.

Die Eskimos und die fetthaltige Ernährung

Dänische Ärzte haben bei Untersuchungen von Eskimos festgestellt, dass diese trotz extrem fetter Nahrung so gut wie nie einen Herzinfarkt erleiden. Gleichzeitig war die Dünnflüssigkeit des Blutes augenscheinlich. Ähnliches gilt auch für Japan. Die Untersuchungen und Forschungen ergaben, dass die Eskimos mit dem Fett Omega-3-Fettsäuren aufnehmen, die diesen positiven Effekt auslösen.

Leinöl

Worin ist der höchste Gehalt an Omega-3-Fettsäuren enthalten?

Das Lebensmittel mit dem höchsten Gehalt an Omega-3-Fettsäuren ist ein pflanzliches Öl – das **Leinöl**. Leinöl enthält deutlich mehr Omega-3-Fettsäuren als Fisch, nämlich ca. 60%. Es wird aus Leinsamen, den reifen Samen von Flachs (Linum usitatissimum), gewonnen. Es ist daher mit Abstand das beste Öl, wenn es darum geht, die Balance unte- den essentiellen Fettsäuren wiederherzustellen.

Leinöl ist für einen geregelten Sauerstoffaustausch zwischen den Zellmembranen und der Zelle wichtig. Somit kommt es zu einer Verbesserung der Sauerstoffversorgung der Zellen.
„Sauerstoff ist die Quelle des Lebens aller Zellen. Alle ernsten Krankheiten werden begleitet von niedrigem Sauerstoff-Status. Sauerstoff-Mangel im Körpergewebe ist ein sicherer Indikator für Krankheit". Dr. Stephen Levine, Ph.D., Molekular-Biologe und Genetiker.
(www.oel-wechsel.com)

Wie viel Leinöl soll täglich eingenommen werden?

Wenn Sie den Omega-3-Bedarf mit Leinöl decken wollen, sc nehmen Sie mindestens 2 Esslöffel (1 EL = 15 ml) täglich.

Woher bekommen Sie gutes Leinöl?

Die beste Leinöl-Qualität finden Sie in einem kaltgepressten Öl aus biologischem Anbau und bekommen Sie im Reformhaus oder Bioladen.

Wie wird das Leinöl richtig aufbewahrt?

Der hohe Gehalt an Omega-3-Fettsäuren im Leinöl ist besonders licht- und hitzeempfindlich und führt bei unsachgemäßer Lagerung schnell zur Oxidation, so dass das Öl ungenießbar und bitter schmeckt und ranzig riecht. Daher sollte es unbedingt vor direkter Sonneneinstrahlung urd Wärmeeinwirkung geschützt werden. Also kühl und dunkel aufbewahren – im Kühlschrank – und spätestens innerhalb von einem Monat verbrauchen. Falls es nun doch schon ranzig geworden ist, können Sie es ausgezeichnet als Holzpflegemittel verwenden.

Darf man Leinöl erhitzen?

Nein, da sonst die wertvollen Omega-3-Fettsäuren zerstört werden.

Kennen Sie die Krebs-Diät mit Leinöl von Dr. Johanna Budwig?

Bereits im vergangenen Jahrhundert hat Dr. Johanna Budwig (1908-2003, starb an einem Knochenbruch) darauf hingewiesen, dass die Leinpflanze aufgrund ihrer vielen positiven Wirkungen auf den Organismus ein sehr gutes Mittel zur allgemeinen Steigerung des Wohlbefindens sei. Sie hatte aufgrund ihrer Forschungsergebnisse das Leinöl und den Leinsamen in Kombination mit Quark als spezielle Krebs-Diät mit sehr guten Erfolgen bei ihren vielen Krebspatienten eingesetzt.

Laut Budwig hat das Gemisch von schwefelhaltigen Proteinen, wie sie in Quark oder Hüttenkäse enthalten sind, zusammen mit Omega-3-Fettsäuren, wie man sie im Leinöl findet, negative Auswirkungen auf die Zellatmung des Tumorgewebes, so dass die Zelle letztlich abstirbt.

Rezept Quark-Leinöl nach Dr. Budwig

Das Quark-Leinöl Müsli hat bei Gesunden eine vorbeugende Wirkung, da es hilft, den Körper mit den notwendigen ungesättigten Fettsäuren zu versorgen. Es ist sehr einfach in der Zubereitung und schmeckt köstlich.

Quark-Leinöl-Creme:

Zutaten:
2-3 Esslöffel Milch oder Sahne
3-4 Esslöffel Leinöl
250 g Magerquark (ich nehme Sahnequark)
1 Teelöffel Honig

Nach Belieben können Sie Früchte, Nüsse und Leinsamen (Linomel) zugeben.

Zubereitung

Wenn Sie Leinsamen verwenden wollen, streuen Sie zuerst diese in einen Suppenteller oder eine Müslischale. Anschließend die Früchte und Nüsse zugeben.

Die Quark-Leinöl-Creme gelingt am besten, wenn Sie zuerst das Leinöl mit Milch oder Sahne mit einem Löffel verrühren. Dann den Honig dazugeben und wieder umrühren. Anschließend den Quark dazugeben und gut verrühren bis kein Leinöl mehr sichtbar ist.

Transfettsäuren

Was sind Transfettsäuren?

Transfettsäuren sind ungesättigte künstliche Fettsäuren. Sie sind auch besonders bei industriell produzierter Nahrung zu finden, wo sie durch die Härtung von Pflanzenöl entstehen. Durch das Erhitzen entstehen diese Transfettsäuren, die sehr schädlich sind, da der Körper diese nicht kennt und sie zellschädigend wirken können.

Die Entdeckung machte es möglich, dass aus flüssigen Pflanzenölen Fette gemacht wurden, die somit streichfähig waren und sich idealerweise für die Küche eigneten. Hinzu kam die längere Haltbarkeit. Es begann gleichzeitig der Siegeszug der Margarine. Doch zunächst war man sich der schädlichen Auswirkung auf die Gesundheit des Menschen nicht bewusst.

In welchen Lebensmitteln befinden sich Transfettsäuren?

Transfettsäuren sind in Pommes Frites, Blätterteig, Chips, Keksen, Backwaren wie Blätterteig, süßen Teilchen und Margarine vorhanden.

Woran sind Transfettsäuren auf der Verpackung zu erkennen?

Diese sind zu erkennen an folgenden Hinweisen auf der Verpackung:
- „gehärtet"
- „enthält gehärtete Fette"
- „pflanzliches Fett, z.T. gehärtet"

Bei nicht verpackten Süßigkeiten vom Bäcker ist es natürlich nicht zu erkennen.

In Dänemark wurde ein Anteil von weniger als zwei Prozent Transfettsäuren in Nahrungsfetten per Gesetz vorgeschrieben. Island beschloss im November 2010, dem dänischen Beispiel zu folgen. Auch in Österreich wurde für Lebensmittel mit einem Fettgehalt von mehr als 20 Prozent ein Grenzwert von zwei Prozent Transfettsäuren festlegt. Für Lebensmittel mit einem Fettgehalt von weniger als 20 Prozent soll der Grenzwert vier Prozent betragen. In New York und Philadelphia (USA) ist durch ein Gesetz die Verwendung von Transfetten für die Zubereitung von Speisen in Restaurants, Imbissstuben, Lokalen, Cafés und Konditoreien seit Mitte 2008 vollständig verboten. In Kalifornien sind Transfette seit 2010 in Restaurants verboten, seit 2011 dürfen die Fette auch nicht mehr in Produkten enthalten sein, die im Einzelhandel angeboten werden. (Quelle: Wikipedia)

In Deutschland sind die Transfettsäuren immer noch erlaubt!!!

Was haben Transfettsäuren mit der Entstehung von Krankheiten zu tun?

Ein hoher Konsum von Transfettsäuren gilt als eine Ursache für einen zu hohen LDL-Spiegel im Blutserum (umgangssprachlich auch schlechtes Cholesterin genannt) und für einen Abfall des HDL-Spiegels (umgangssprachlich auch als das gute Cholesterin bezeichnet), was per Arteriosklerose zu einem erhöhten Herzinfarkt- und Schlaganfallrisiko führen kann (s. Kapitel „Cholesterin").

Vermeiden Sie alle Fette, die hocherhitzt und industriell bearbeitet sind!
Hocherhitzte Fette können nicht normal verstoffwechselt werden und reichern sich in den Zellen als Ballast an, wie Dr. Budwig bereits schon 1953 feststellte. Diese belasten den Körper extrem und sind laut Dr. Budwig sogar an der Entstehung von Krankheiten wie z.B. Krebs beteiligt.

Wichtig:

Essen Sie das „gute" Omega-3 und Omega-9 und reduzieren den Verzehr von dem „mäßig guten" Omega-6, und verzichten auf die „schlechten" gesättigten Fettsäuren und die „bösen" Transfettsäuren.

Wasser – ohne Wasser kein Leben

Welche Bedeutung hat Wasser für den Menschen?
Wasser ist die Grundlage aller biologischen Vorgänge im merschlichen Organismus. Es sorgt für den ständigen Austausch der Auf- und Abbauprodukte des Stoffwechsels und hält so den Körper funktionsfähig und gesund.

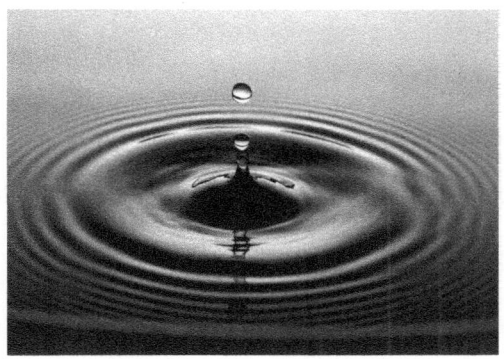

Aus wie viel Wasser besteht der menschliche Körper?
Unser Körper besteht zu ca. 70% aus Wasser. Der jeweilige Wasseranteil muss konstant gehalten werden. 2/3 des menschlichen Wassergehaltes befindet sich in der Zelle, 1/3 außerhalb der Zelle. Unmittelbar nach der Geburt besteht der Mensch sogar zu über 80% aus Wasser. Im Laufe des Lebens nimmt der Anteil an Wasser im menschlichen Körper kontinuierlich ab. Verluste müssen durch regelmäßiges Trinken ausgeglichen werden.

In welchem Organ ist der höchste Wassergehalt?
Das Gehirn soll bis zu 80% aus Wasser bestehen. Wenn ältere Menschen oft verwirrt sind, haben sie meist zu wenig getrunken.

Welche Aufgaben hat das Wasser im Körper?

Wasser ist die wichtigste Bausubstanz in unserem Körper, z.B. von Zellen, Gewebe und Körperflüssigkeiten wie Blut, Lymphe, Speichel und Urin.

- Transport aller Nährstoffe in unsere Zellen
- Abtransport der Giftstoffe und Stoffwechselabbauprodukte
- Hauptbestandteil des Bluts; es ist blutverdünnend
- Regulation der Körpertemperatur (z.B. durch Schwitzen)
- Säurepuffer und damit Schutz der Zellen und Gewebe
- Füllstoff und damit Schutz der Organe und Knochen
- Anregung der Verdauung
- stoppt Hunger und Müdigkeit

Welche Symptome können bei einem Flüssigkeitsmangel auftreten?

- Verdauungsbeschwerden, z.B. Verstopfung
- Magenschleimhautentzündung
- Dickdarmentzündung
- Nackenschmerzen
- Herzbeschwerden
- Kopfschmerzen und Migräne
- Stress, Depressionen, chronische Müdigkeit
- Bluthochdruck (Hypertonie)
- erhöhte Cholesterinwerte
- Übergewicht durch Verwechslung von Durst mit Hunger
- Asthma und Allergien
- Diabetes
- Sodbrennen
- rheumatische Gelenkschmerzen
- Übelkeit in der Schwangerschaft – sie deutet auf Durst des Fötus und der Mutter hin.

„Sie sind nicht krank, Sie sind durstig", sagt Dr. med. F. Batmanghelidj in seinem gleichnamigen Buch.

Was kann passieren, wenn Sie zu wenig trinken?

Es kann zur Dehydration (Wassermangel) im Körper kommen.

Fehlen dem Körper nur **0,5%** Wasser, macht er sich bemerkbar: Wir bekommen Durst.

Bei nur **2%** Wasserverlust lässt unsere Denk- und Konzentrationsfähigkeit um 20% nach. Auch körperlich fühlen wir uns schlapp.

3% weniger Wasser führen zu Mundtrockenheit. Die Harnproduktion nimmt ab.

Bei **5%** muss das Herz wesentlich mehr Kraft aufwenden, um das nun dickere Blut durch den Körper zu pumpen. Die Folge ist, dass die Körpertemperatur steigt. Wir bekommen Kopf- und Muskelschmerzen, und unsere Wahrnehmungsfähigkeit nimmt ab.

Bei **10%** Wasserverlust leidet unserer Körper unter Krämpfen. Verwirrtheitszustände treten auf.

Bei **mehr als 10%** Wasserverlust drohen Nieren- und Kreislaufversagen.

Woran erkennen Sie, dass Sie einen Wassermangel haben?

Ein Wassermangel lässt sich ganz einfach an der Farbe des Urins erkennen. Der Harn ist konzentriert, riecht deshalb stärker und ist dunkelgelb. Das heißt, dass die Nieren schwer arbeiten müssen, um mit dem stark konzentrierten Urin die Giftstoffe aus dem Körper auszuschwemmen. Normalerweise sollte die Farbe des Urins farblos bis hellgelb sein.

Auch durch trockene Schleimhäute, eine rissige Zunge oder durch faltige, stumpf erscheinende Haut lässt sich ein Wassermangel feststellen.

Wassermangel-Test

Nimmt man die Haut am Handrücken zwischen zwei Finger und zieht sie hoch, so müsste sie beim Loslassen sofort wieder glatt werden. Bei Flüssigkeitsmangel bleibt diese Hautfalte noch etwas stehen.

Wie viel Wasser sollen Sie täglich trinken?

Das wichtigste Lebensmittel ist das Wasser. Warten Sie nicht mit dem Trinken bis Sie ein Durstgefühl haben. In der Regel braucht unser Körper zwischen 2 und 3 Liter Wasser am Tag. An heißen Tagen oder durch Sport kann sich der Bedarf erhöhen.

Wie heißt die Faustregel für die richtige Menge Wasser?

Die Faustregel für die richtige Menge Wasser lautet: Mindestens 30 bis 40 ml Wasser pro kg Körpergewicht. Das bedeutet bei 50 kg Körpergewicht 2 l Wasser pro Tag, bei 75 kg 2,5 l und bei 100 kg 3 l.

Welche Getränke zählen nicht als Flüssigkeit?

Nicht als Flüssigkeit zählen Alkohol, Milch, Cola, Kaffee und Schwarztee.

Welches Wasser soll man trinken?

Trinken Sie am besten stilles Wasser oder Quellwasser. Das Wasser mit Kohlensäure erzeugt Säure im Körper und kann auch Blähungen verursachen. Das Wasser sollte auch nach neuesten Erkenntnissen wenig Mineralstoffe haben, also mineralstoffarm sein. Mineralstoffarmes Wasser vermag mehr Schadstoffe aus dem Körper abzutransportieren als mineralstoffreiches.

Welche Temperatur soll das Wasser haben?

Trinken Sie das Wasser bei Zimmertemperatur. Wenn Sie kaltes Wasser trinken, muss Ihr Körper diesem kalten Wasser erst viel Energie zuführen, damit er es auch nutzen kann.

Warum ist heißes Wasser gesund?

Das stärkt die Verdauung und schwemmt Giftstoffe aus dem Körper. Kochen Sie in einem Topf das Wasser 10-15 Minuten. Füllen Sie es dann in eine Thermoskanne, und trinken das Wasser über den Tag verteilt. Sie können auch ein kleines Stück Ingwer in das Wasser geben – ist sehr gesund, und Sie haben einen guten Geschmack.

Welcher Mineralstoff nach Dr. Schüßler ist für den Wasserhaushalt im Körper zuständig?

Nr. 8 Natrium chloratum, das Mittel für den Wasser- und Bluthaushalt und für die Nieren.

Wichtig:

Trinken Sie am besten täglich 2-3 Liter Wasser, denn das Wasser ist die wichtigste Bausubstanz in unserem Körper.

5. Säure-Basen-Haushalt

Was ist der Säure-Basen-Haushalt?

Der Säure-Basen-Haushalt ist ein physiologischer Regelkreis, der den pH-Wert des Blutes in einem relativ konstanten Bereich hält. Der Referenzbereich des pH-Wertes liegt beim Menschen zwischen 7,38 und 7,42. Unterschreitet der Wert 7,38 spricht man von einer Azidose (Übersäuerung), liegt er über 7,42 von einer Alkalose, das Blut wird basisch.

Ein ausgewogenes Säure-Basen-Verhältnis ist eine der wichtigsten Grundlagen von Gesundheit, Wohlbefinden und optimaler körperlicher Leistungsfähigkeit. Ernährungsforscher wie Ragnar Berg, Maximilian Bircher-Benner, Dr. Franz Mayr, Prof. Dr. Lothar Wendt und Friedrich Sander haben immer wieder darauf hingewiesen.

Der Arzt und Biochemiker Friedrich Sander veröffentlichte 1953 wegweisende Aussagen zum Säure-Basen-Geschehen. In der täglichen Praxis ist aber nicht die entgleiste Übersäuerung die Regel, sondern die latente (vorhanden, aber noch nicht erkennbar) Azidose.
Bei dieser latenten Azidose ist der pH-Wert noch im Normbereich, während die Pufferkapazitäten im Vollblut bereits stark vermindert sind. Dann muss aber bereits davon ausgegangen werden, dass Säuren im Bindegewebe, aber auch in Organen abgelagert wurden.

Was bewirken die Säuren im Körper?

Es kommt durch die Säuren zum vorzeitigen Altern und zur Beschleunigung von degenerativen Prozessen (Funktionseinschränkung des Körpers).

Was bewirken die Basen im Körper?

Die Basen helfen bei der Gesunderhaltung des Körpers, bei der Verjüngung und stoppen den Alterungsprozess.

Was geschieht im Körper bei einer Übersäuerung?

Bei einer Übersäuerung sind zu viele Säuren bzw. zu wenig Basen im Körper vorhanden. Damit unser Stoffwechsel richtig funktioniert und unsere Körperzellen gut mit allen wichtigen Nährstoffen versorgt werden, ist es von besonderer Bedeutung, dass der richtige pH-Wert vorliegt. Um nicht zu sterben, muss der pH-Wert des Blutes konstant bei 7,38-7,42 gehalten werden. Deshalb findet man eine Übersäuerung zunächst nicht im Blut, sondern im Bindegewebe. Falls jedoch die Pufferfähigkeit nicht mehr ausreicht, wird auch das Blut sauer, und der Mensch stirbt einen sauren Tod.

Mineralstoffmängel und Entmineralisierung

Eine Übersäuerung macht sich daher in Form eines Mineralstoffmangels bemerkbar, denn zum Neutralisieren der Säuren werden Mineralstoffe benötigt. Es entsteht ein Ungleichgewicht im Säure-Basen-Haushalt. Das bedeutet, dass Mineralstoffe aus den Knochen, Knorpeln, Zähnen, dem Bindegewebe, den Organen und dem Haarboden entzogen werden, um die gefährlichen Säuren zu neutralisieren. Dadurch kann sich ein chronischer Mineralstoffmangel – die Entmineralisierung – entwickeln. Zur Neutralisation der Säuren mobilisiert der Körper die basischen Mineralstoffe aus den Speicherdepots im Gewebe, in den Organen und Knochen. Die Säuren erfassen die Organe und Knochen und das Gewebe und führen zu Entzündungen bis zum Absterben von Zellen.

Es bilden sich nun Ablagerungen in den Geweben. Nicht ausgeschiedene Säuren werden als Schlacken im Bindegewebe, in den Organen und in den Gelenken abgelagert. Diese behindern den Stoffwechsel.

Das ist auch der Grund, warum Leistungssportler auffallend oft wenig Haupthaar haben. Der Körper bemüht sich zum Ausgleich des Ungleichgewichts der Mineralien und greift auf körpereigene Mineralien zurück.

Was sind Anzeichen für eine Übersäuerung?

Die ersten Anzeichen können Müdigkeit, Erschöpfung, schnelles Frieren, kalte Hände und Füße, Kopfschmerzen, Immunschwäche, Stimmungsschwankungen, Gliederschmerzen, Cellulite, verstärkter Schweißgeruch (Achsel, Füße), Ausfluss, Haarausfall, brüchige Nägel, Pilzbefall und Verdauungsbeschwerden wie z.B. Verstopfung, Blähung und Durchfall sein.

Welche Krankheiten können durch Übersäuerung entstehen?

Es können Krankheiten wie Sodbrennen, Gelenkschmerzen, Neurodermitis, Migräne, Depression, Arteriosklerose, Gicht, Rheuma, Allergien und Krebs entstehen.

Ohne Eliminierung der Übersäuerung gibt es keine durchgreifende Besserung oder Heilung.

**Ein übersäuerter Organismus kann nicht gesund sein.
Je größer die Säurebelastung, desto schlimmer die Krankheit!**

Was wird in der Notfallmedizin eingesetzt, um die Säuren zu neutralisieren?

In der Notfallmedizin wird eine Bicarbonat-Infusion (neutralisiert die Säuren im Blut) eingesetzt. Bicarbonat ist der wichtigste Puffer, um die Säuren zu neutralisieren.

Welche Folgen hat die Übersäuerung?

1. Stufe -> Mineralstoffmangel
2. Stufe -> Entmineralisierung
3. Stufe -> Krebs, Herzinfarkt, Nierenversagen, Arteriosklerose
4. Stufe -> Säuretod

Bei allen Krebskranken findet man ausnahmslos eine Übersäuerung des Körpers. Prof. Otto Warburg, Nobelpreisträger 1931, hat erforscht, dass Krebs immer ein übersäuertes Milieu braucht!

Übersäuerung

Es gibt sechs Stadien der Übersäuerung (nach Dr. Michael Worlitschek):

1. Der Idealzustand
Es herrscht ein optimales Gleichgewicht von Säuren und Basen. Es gibt keinen Mangel an Pufferstoffen (Mineralien), um gelegentliche Säurefluten auszugleichen.

2. Versteckte Übersäuerung
Das Blut reguliert sich gut, aber der Körper ist bereits mit Säureresten angefüllt. Patienten klagen über unerklärliche Müdigkeit, Verstopfung, Magendrücken und so weiter.

3. Vorübergehende Übersäuerung
Bei einer Entzündung entstehen Säuren, die der Körper bewusst bei der Abwehr einsetzt. Wenn genügend Basenreserven vorhanden sind, reguliert sich dieses Ungleichgewicht wieder. Bei Basenmangel besteht die Neigung zu erneuter Infektion.

4. Chronische Übersäuerung
Diese Form äußert sich in drastischen Krankheitsbildern, deren Entstehung oft „unbekannten Ursachen" zugeschrieben wird, z.B. Rheuma.

5. Örtliche Übersäuerung
Erscheinungen wie Herzinfarkt, Schlaganfall usw. zählen zu den örtlichen Übersäuerungen. Die Ursache können Durchblutungsstörungen durch Arteriosklerose sein.

6. Säuretod
Die Säurekatastrophe reicht von Nierenversagen, tödlichem Infarkt, Krebs, Zuckerkoma...
(aus „Jungbrunnen Entsäuerung" von Kurt Tepperwein)

Welche Organe fangen die Säuren auf?

- Blut
- Magen
- Bauchspeicheldrüse
- Gallenblase
- Darm
- Knochen

Welche Organe regulieren den Säure-Basen-Haushalt bzw. scheiden die Säuren aus?

Ausscheidungsorgane, die Abfallstoffe beseitigen, sind Darm (größtes Ausscheidungsorgan), Lunge, Nieren, Leber und Haut. Die Haut sondert Schweiß ab, die Lunge befördert das Kohlendioxid nach außen, und die Nieren scheiden u.a. Wasser und Salze aus. Die Abbauprodukte aus der Leber gelangen entweder über die Nieren in den Urin oder über die Gallenblase in den Darm. Beim Darm werden die Abfallstoffe, die aus unverdauten Nahrungsresten stammen, ausgeschieden.

Sauer macht nicht lustig, sondern krank!

Was führt zur Übersäuerung?

- Fehlernährung (zu viel Eiweiß, Zucker, Salz, gesättigte Fettsäuren, Weißmehl, Fastfood)
- zu wenig Wasser, zu viele zuckerhaltige Getränke wie Cola und Limo
- Bewegungsmangel
- Stress (Hormone Adrenalin und Noradrenalin werden ausgeschüttet)
- übermäßiger Konsum von „Genussmitteln" wie Zigaretten, Alkohol und Kaffee
- Medikamente und Hormone
- Umweltgifte und Elektrosmog
- Aggression und Ärger (Ich bin sauer) – Hass, Neid und Gier
- seelische Belastungen und Angst
- Mangel an Mineralstoffen wie Kalium, Calcium, Magnesium, Natrium
- körperliche Überanstrengung und zu intensiver Sport
- gestörter Darm (Der Tod sitzt im Darm), schlechte Verdauung

Schon Hippokrates sagte 400 v.Chr., dass ein Ungleichgewicht von Körpersäften sich am schädlichsten auswirkt.

Welche Säuren können entstehen?

- Harnsäure aus Fleischverzehr
- Schwefelsäure aus Schweinefleisch
- Salpetersäure aus Gepökeltem und vielen Käsesorten
- Milchsäure durch Muskelkater
- Kohlensäure aus Sprudel und Limo
- Phosphatsäure aus Cola
- Weinsäure aus Wein
- Gerbsäure aus Kaffee und Schwarztee, Rotwein
- Salzsäure durch Stress und Ärger
- Acetylsäure durch Medikamente
- Essigsäure durch Süßigkeiten
- Nikotinsäure durch Nikotin

Messen Sie Ihren Säuregrad

Wie kann ich überprüfen, ob mein Körper übersäuert ist?

1. Urintest mit pH-Messwertstreifen

Eine exakte Methode zur Feststellung der Übersäuerung ist der Urintest. Holen Sie sich aus der Apotheke einen pH-Messwertstreifen (Uralyt-U Indikatorpapier, 100 Stück). Sie können die Streifen nochmal teilen, dann können Sie 200 Messungen durchführen. Den Streifen ca. eine Sekunde in den Urin halten und sofort ablesen. Der neutrale pH-Wert liegt bei 7, unter 7 ist sauer, über 7 ist basisch. Morgens brauchen Sie nicht messen, da der Urin immer sauer ist, weil der Körper in der Nacht entgiftet.

Urintest mit Kaiser Natron (Natriumhydrogencarbonat)

Morgens zum Frühstück wird ein gestrichener Esslöffel (Kaiser Natron) geschluckt oder in einem ¼ Liter Wasser getrunken. Bis in den Nachmittag hinein wird dann der Urin mit dem Säure-Indikatorpapier kontrolliert. Der pH-Wert sollte dann deutlich ins Basische steigen. Findet kein Anstieg statt, benötigt der Körper dringend den Löffel Kaiser Natron.

2. Säure-Basen-Test nach Sander:

Gemessen werden 5 Urinproben, die um 6, 9, 12, 15 und 18 Uhr gesammelt werden und an ein Labor eingesandt werden.
Der Urintest sagt aber nichts über den Säuregrad im Blut aus.

3. Bluttest nach Jörgensen

Natürlich können Sie auch den pH-Wert im Blut über eine Blutanalyse untersuchen lassen. Dabei wird aus dem Blut der pH-Wert sowie die Pufferkapazität im Blut und im Plasma erfasst.
(Näheres zur Messmethode in: M. Worlitschek, „Praxis des Säure-Basen-Haushaltes", Karl F. Haug Verlag, Heidelberg 1996)

Entsäuerung

Wie kann ich den Körper von den schädlichen Säuren befreien?
Durch eine Entsäuerung des Körpers.

Was bedeutet Entsäuerung?
Die Säuremülldeponie im Körper muss beseitigt werden. Dazu gehört die Entfernung aller in den Zellen und im Bindegewebe abgelagerten wie auch der im Körper zirkulierenden, überflüssigen Säuren.

Wie entsäuere ich den Körper von den schädlichen Säuren?
- basische Ernährung (80% basische Nahrungsmittel, 20% säuernde Lebensmittel)
- Heilfasten
- Darmreinigung (z.B. Hydro-Colon-Therapie)
- Zuführung von Mineralstoffen durch Schüssler Salze
- viel Bewegung
- Basenbäder z.B. mit Natron
- Reduzierung von Ärger und Stress durch Entspannungsmethoden wie Yoga, Autogenes Training usw.
- Schwitzen durch Sport, Infrarot-Wärmekabine und Sauna
- Wichtig ist eine tiefe Atmung. Sie eliminiert alle flüchtigen Säuren.
- regelmäßige intensive Bewegung und Sport

Was braucht der Körper noch außer der Entsäuerung?
Der Körper braucht eine Remineralisierung (Wiederzuführung der Mineralstoffe, die vorher entzogen wurden) durch Mineralstoffe. Da die Säuren aus den Organen, Drüsen, Knochen usw. Mineralstoffe verbrauchen, ist es nun noch wichtiger, die Mineralstoff-Depots im Körper wieder aufzufüllen. Dies können Sie sehr gut mit den Schüssler Salzen.

Welche Rolle spielt die Ernährung?
Ernährung spielt eine wichtige Rolle beim Säure-Basen-Haushalt. Wir essen nicht nur zu viel, zu fett und zu süß, wir essen auch zu sauer. Da der Körper bei unserer heutigen Ernährung zu wenig Basen produziert, ist er auf die Zufuhr über die Nahrung angewiesen.

Welche Nahrungsmittel sollen Sie essen?

Zu den basenspendenden Nahrungsmitteln gehören Kartoffeln, reifes Obst, Salat und Gemüse.

Die Ernährung soll zu etwa 80% aus basischen, zu 20% aus säuernden Lebensmitteln bestehen.

Welche Lebensmittel bzw. Säurebildner sollten Sie meiden?

Zu den sauren Lebensmitteln gehören Fleisch, Käse, Weißmehl und Zucker. Süßes macht sauer!

Bitte versuchen Sie so gut es geht, folgende Lebensmittel zu meiden:

- alle raffinierten Speiseöle und chemisch gehärteten Speisefette (Transfettsäuren)
- Milch
- weißen und braunen Zucker, auch Traubenzucker, Süßstoff wie Aspartam
- Weißmehl
- Cola-Getränke, konservierte Fruchtsäfte
- künstliche Farbstoffe, chemische Konservierungsstoffe
- künstliche und naturidentische Aromastoffe, wie z.B. Glutamat
- chemisch raffiniertes Kochsalz, also handelsübliches Speisesalz
- Schmelzkäse
- Chips wegen Transfettsäuren + Acrylamid
- Schweinefleisch (s. Kapitel „Krankheiten durch Fleisch")
- Genussmittel wie Kaffee, Bier und Wein

Welche Getränke sollen wir trinken?

Am besten trinken Sie stilles Wasser (Kohlensäure erzeugt Säure) und Kräutertees.

Welche Mineralstoffe nach Dr. Schüßler bringen den Säure-Basen-Haushalt wieder ins Gleichgewicht?

- ➤ Nr. 9 Natrium phosphoricum ist das Hauptmittel zur Neutralisierung der Säuren und Nr. 23 Natrium bicarbonicum.
- ➤ Nr. 10 Natrium sulfuricum ist sehr wichtig für die Ausscheidung von Säuren und Giften.

Auch viele andere Schüssler Salze helfen dem Körper zusätzlich beim Entsäuern und Entgiften.

Wichtig:

Die wichtigste Voraussetzung zur Heilung und Gesundheit bis ins hohe Alter ist die Entsäuerung und konsequente Remineralisierung des Körpers!

**Reduktion von Säurebildnern + Zufuhr von Mineralsalzen
= gesunder Säure-Basen-Haushalt**

**Halten Sie Ihren Säure-Basen-Haushalt im Gleichgewicht,
um gesund zu bleiben
und einer Entmineralisierung vorzubeugen.**

6. Verdauung

Welche Aufgabe hat die Verdauung?
Die Aufgabe der Verdauung besteht darin, die mit der Nahrung aufgenommenen Nährstoffe aufzuspalten und somit die Aufnahme der Nährstoffe zu ermöglichen. Dieses wird durch ein komplexes Zusammenwirken physikalischer, chemischer und enzymatischer Prozesse gewährleistet.

Wo fängt die Verdauung an?
Die Verdauung fängt nicht im Darm an, sondern im Mund. Genauer gesagt fängt die Kohlenhydratverdauung im Mund an. Gut gekaut ist ha b verdaut.

Was ist hier wichtig für die Verdauung?
Kauen, kauen und nochmal kauen. Je länger sie kauen, desto weniger Verdauungsenzyme müssen dann im Dünndarm und in der Bauchspeicheldrüse produziert werden. Deshalb kauen Sie bitte gründlich. Es wird empfohlen, jeden Bissen 30-mal zu kauen. Das kommt Ihnen wahrscheinlich etwas viel vor. Achten Sie beim Kauen einfach mal darauf, wie oft jeder Bissen gekaut wird. Jeder schlecht gekaute Bissen bläht, denn beim hastigen Essen schlucken Sie auch immer Luft.

Welche Organe sind an der Verdauung beteiligt?
Der Verdauungstrakt reicht vom Mund bis zum Anus und besteht aus mehreren Hohlorganen, die eine Art langen, verschlungenen Muskelschlauch bilden. Dieser umfasst Mund, Speiseröhre, Magen, Dünndarm, Dickdarm, Mastdarm und Anus.

Welche Formen der Verdauungsstörung gibt es?
Zu den Verdauungsstörungen gehören Blähungen, Sodbrennen, Völlegefühl, Durchfall und Verstopfung.

Verdauungsweg

1. Der Mund

Die Verdauung der Speisen beginnt, wie gesagt, bereits im Mund. Mit Hilfe der Zähne wird die Nahrung mechanisch zerkleinert. Durch den Speichel wird sie gleitfähig gemacht und damit für den Weitertransport in die Speiseröhre vorbereitet. Von diesem in den Speicheldrüsen gebildeten Sekret werden täglich ca. 1-1,5 l gebildet und in die Mundhöhle abgegeben.

Mit dem Speichel wird auch das Enzym a-Amylase ausgeschüttet. Dieses spaltet komplexe Kohlenhydrate (Stärke, Glykogen, Dextrine) in kleinere Untereinheiten (Oligosaccharide, Malzzucker). Dies ist auch der Grund, warum Brot süßlich schmeckt, wenn es längere Zeit gekaut wird! Durch verschiedene Gewürze (z.B. Pfeffer, Chili, Curry, Paprika, Senf) werden die Speichelproduktion und die Aktivität der a-Amylase erhöht.

Eine weitere wichtige Aufgabe des Speichels ist die Reinigung der Zähne und die Neutralisation im Mund entstandener oder mit der Nahrung zugeführter Säuren (z.B. aus Fruchtsaft).

2. Der Magen

Der Speisebrei wird durch die Speiseröhre in den Magen geleitet und dort mit dem Magensaft vermischt. Der niedrige pH-Wert des sauren Magensaftes wirkt bakterienabtötend. Der produzierte Schleim schützt die Magenwand vor der aggressiven Magensäure. Durch die Magenwand werden in geringem Maße fettverdauende, aber vor allem eiweißspaltende Enzyme (Pepsin) in den Magen abgegeben. Die Verdauung der Kohlenhydrate, die bereits im Mund durch den Speichel beginnt, wird im Magen lediglich fortgesetzt. Der Magen produziert selbst keine kohlenhydratverdauenden Enzyme.

In den Belegzellen der Magenschleimhaut wird der sogenannte Intrinsic-Faktor gebildet, der für die Resorption von Vitamin B12 notwendig ist. Ein Mangel an dieser Verbindung führt zu einer Unterversorgung mit dem B-Vitamin. Die Verweildauer der Nahrung im Magen ist abhängig vom Kauen, fetter, süßer, kalter oder heißer Nahrung. Ein dünner Speisebrei passiert den Magen schneller. Die Verweildauer im Magen bei kohlenhydratreicher Nahrung beträgt ca. 1-2 Stunden, bei eiweißreicher Nahrung ca. 3 Stunden. Fetthaltige Nahrung kann bis zu 5-8 Stunden im Magen verbleiben.

Durch den Magenpförtner (Pylorus) wird die Nahrung in den Zwölffingerdarm (Duodenum) weitergeleitet. Dieser hat die Aufgabe, den sauren Speisebrei durch Natronlauge zu neutralisieren.

Bei welchen Getränken entsteht die höchste Magensaftkonzentration?

Sekt, Champagner, Bier und Wein. Also sind Sie bei einer Neigung zu Sodbrennen und Magengeschwüren sparsam mit diesen alkoholischen Getränken.

3. Der Dünndarm

Die Aufgabe des Dünndarms (3-6 m lang) ist die Spaltung der Nährstoffe und Nährstoffaufnahme. Er besteht aus dem Zwölffingerdarm, dem Leerdarm und dem Krummdarm.

Mit Hilfe von Enzymen werden die Nahrungsbestandteile Kohlenhydrate, Eiweiße und Fette, die in Mund und Magen bereits vorverdaut wurden, weiter zerlegt.

Die Kohlenhydrate werden im Dünndarm durch spezielle Enzyme in ihre kleinsten Bestandteile zerlegt. Die Fettverdauung findet überwiegend in den oberen Teilen des Dünndarms statt. Die von der Leber gebildete Gallenflüssigkeit wird in der Gallenblase gespeichert und in den Zwölffingerdarm abgegeben. Die Gallenflüssigkeit ist wichtig, um die Fette zu emulgieren.

Die im Magen begonnene Eiweißverdauung wird im Darm fortgesetzt. Dann nimmt der Dünndarm die aufgespaltenen Nahrungsbestandteile in die Blutbahn auf.

4. Der Dickdarm

Im Dickdarm (ca. 6 cm breit und 1,5 m lang) werden dem bis dahin sehr flüssigen Speisebrei Wasser und Mineralstoffe entzogen. Dadurch wird der Darminhalt eingedickt und kann schließlich als Stuhl über den After ausgeschieden werden.

Welche Aufgabe hat der Darm?

Der Darm ist nicht nur für die Nahrungsaufnahme und die Verdauung wichtig. Der Darm ist auch das größte Immunsystem des Körpers. Nach neuesten Erkenntnissen sitzen 70-80% des Immunsystems in der Wand des Dünn- und Dickdarms.

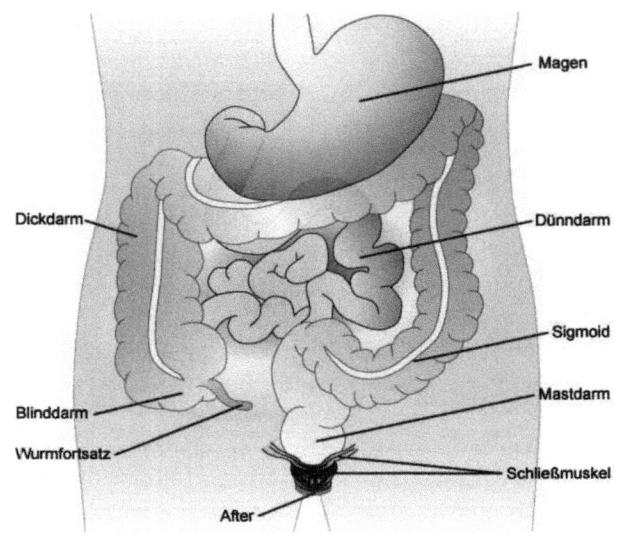

Der Verdauungstrakt (www.klinikum.uni-muenchen.de)

Welches Hormon wird im Darm gebildet?

Das Hormon Serotonin, der Stimmungsaufheller wird zu 97% im Darm gebildet. Glückliche Menschen haben so eine bessere Verdauung.

Was kann den Darm überfordern?

Wenn Sie Obst und Rohkost nach 15 Uhr essen, kann das den Darm überfordern. Es kommt nachts zu Gärungsprozessen, bei denen sich Säuren – auch Fuselalkohole – bilden. Dadurch können Sie schon in der Früh müde sein.

Welches Organ ist das Wichtigste gegen Giftstoffe?

Die Schleimhaut des Dickdarmes ist das erste und wichtigste Verteidigungssystem gegen Giftstoffe. Dann erst folgen Leber, Nieren, Lunge und die Haut.

Prof. Otto Wartburg (Nobelpreisträger 1931) hat bereits damals erkannt, dass ein geschwächtes Immunsystem durch einen gestörten Stoffwechsel im Darm die Entstehung und Ausbreitung von Krebszellen begünstigt.

Auch Paracelsus sagte den berühmten Satz: *„Der Tod sitzt im Darm."*

Welchen pH-Wert haben der Darm und die Verdauungsorgane?

- Speichel   6,5-8,0
- Mund   6,4-6,8
- Magen   1,0-3,0 (sehr sauer)
- Bauchspeicheldrüse   7,6-8,2
- Galle   7,0-7,5
- Darm   8,0

Bis auf den Magen, der einen sehr sauren pH-Wert hat, sind alle anderen Organe sehr basisch.

Wie wichtig ist eine gesunde Darmfunktion?

Von einer gesunden Darmflora und Darmfunktion hängt unsere Gesundheit ganz entscheidend ab. Sie sorgt für den Schutz der Darmschleimhaut, die Stärkung der Abwehrkräfte, Neutralisierung unerwünschter Stoffe aus der Nahrung, Förderung der Verdauung und Verbesserung der Aufnahme von Vitaminen und Mineralstoffen.

Wie viele Mahlzeiten sind für den Darm am besten?

Der Darm liebt es, nur 2-3 Mahlzeiten täglich zu bekommen. Auf die Zwischenmahlzeiten verzichtet er gerne, denn da muss er immer das gesamte Verdauungssystem hochfahren.
Die Leber, das größte Entgiftungsorgan (wiegt ca. 1,5 kg) mag täglich lieber mehrmals kleine Portionen.

Welche Essgewohnheiten mag unser Darm nicht?

Wenn wir **zu schnell, zu viel, zu fett, zu oft** und **zur falschen Zeit** essen.

Wie entsteht eine Fäulnis im Darm?

Verursacht werden solche Fäulnisbakterien zu einem großen Teil durch die Eiweißkost. Es bilden sich Giftstoffe wie Fuselalkohole, Formaldehyd, Ammoniak und Leichengifte. Diese belasten nicht nur den Darm, sondern auch die Leber.

Untersuchungen des Public Health Service (Institut für Volksge-sundheit), USA haben Folgendes über Fäulnisbakterien herausge-funden.

- Fleischart   Fäulnisbakterien pro 1 g
- Beefsteak   1.500.000
- Schweinefleisch   2.900.000
- Schweineleber   91.000.000
- Frischfleisch   120.000.000
- Ei   150.000.000-220.000.00

(Quelle: G. A. Ulmer – „Krebs unser Schicksal?")

Verstopfung (Obstipation)

Was passiert bei Verstopfung?

Sauerstoff gelangt nicht mehr in ausreichender Menge ins Gewebe. Gift- und Abfallstoffe werden nicht mehr schnell genug abgebaut und ausgeschieden. Es kommt zur „Auto-Intoxikation" (Selbstvergiftung des Körpers). Weite Teile der Bevölkerung unserer zivilisierten Welt leiden an Obstipation (Verstopfung).

Welche Folgen können durch Verstopfung entstehen?

- Vitalitätsverlust
- Müdigkeit
- Depressionen
- Konzentrationsmangel
- Aggressivität

Welche Krankheiten können durch Verstopfung entstehen?

- Infektionen
- Entzündungen
- Rheuma und Polyarthritis
- Hauterkrankungen wie Akne, Neurodermitis
- Migräne
- Allergien
- Krebs

Wie oft sollten Sie Stuhlgang haben?

Täglich Stuhlgang zu haben ist bestimmt das Gesündeste. Wenn Sie das Richtige essen und gründlich kauen, scheidet der Darm die verdaute Mahlzeit schon nach ca. 16 Stunden aus. Bei manchen dauert die Verdauungsreise jedoch ca. 70 Stunden. Aber wann und wie oft man auf die Toilette muss, ist individuell verschieden. Jeder hat seinen eigenen Rhythmus. Viele fühlen sich wohl, wenn sie jeden Tag einmal Stuhlgang haben. Erst wenn man weniger als dreimal in der Woche Stuhlgang hat, liegt eine Darmträgheit vor.

Wie sieht eine gesunde Darmentleerung aus?

Ein normaler Stuhl ist braun und hat einen Durchmesser von ca. 3 cm. Er ist weich, kompakt und wird in langen Teilen ausgeschieden. Nach einem normalen Stuhlgang braucht man kein Papier, da er keine Rückstände hinterlässt.

Wann spricht man von chronischer Verstopfung?

Wenn Sie über Monate hinweg mehrere Tage keinen Stuhlgang haben.

Was können Sie bei Verstopfung (Obstipation) machen?

- Lauwarmes Wasser: Trinken Sie auf nüchternen Magen ein Glas lauwarmes Wasser. Je größer der Wassermangel, desto schlechter die Verdauung. Trinken Sie immer genügend Wasser (ca. 2-3 Liter täglich).
- Dörrpflaumen und Feigen essen oder Pflaumensaft trinken
- Leinsamen essen, diese aber bitte gut kauen
- Flohsamen essen
- Entlastungstag z.B. mit Obst und ohne Eiweiß
- Bewegung

Entgiftung des Darms

Wie können Sie den Darm entgiften?
- Einlauf
- Colon-Hydro-Therapie (s. Kapitel „Heilfasten")
- Heilfasten (s. Kapitel „Heilfasten")
- basische Nahrung
- Mineralsalze nach Dr. Schüßler

Bei welchen Symptomen ist ein Einlauf sinnvoll?
Für Menschen, die unter Blähungen, Verstopfung, Völlegefühl oder an Infekten leiden, ist so eine schonende und belastungsarme Reinigung des Darmes sehr wohltuend und schafft oft eine Erleichterung bei den Beschwerden, da diese Symptome oft auf eine gestörte, nicht einwandfrei arbeitende Darmflora zurückzuführen sind.

Wie funktioniert ein Einlauf?
Der Einlauf ist die einfachste und effektivste Methode der Dickdarmreinigung. Einläufe werden mit Wasser um die 38°C gemacht. Fangen Sie erst mit einer kleineren Menge Flüssigkeit an. Der Teil des Irrigators, der in den After eingeführt wird, sollte mit Vaseline eingerieben werden, damit keine Verletzungen am After entstehen. Nach dem durchgeführten Einlauf sollte man versuchen, die Flüssigkeit ca. 5-10 Minuten im Darm zu behalten, bevor man auf die Toilette geht. Nach dem Einlauf sollte man unbedingt eine Entspannungsphase einlegen. Dazu sollte man sich am besten hinlegen und mit einer Decke wärmen.

Wie oft können Sie den Einlauf machen?
Wenn Sie eine Kur machen, dann

- Woche täglich
- Woche jeden 2. Tag
- Woche 1 x wöchentlich

Darmreinigung ist wichtig – *„der Darm ist die Wurzel der Pflanze Mensch".* (Franz Xaver Mayr)

Der Darm und die Psyche

Der Darm gelte als das „zweite Gehirn" in unserem Körper, so der amerikanische Zellbiologe Prof. Dr. Michael Gershon. Er behauptete schon lange, dass Menschen mit massiven Magen- und Darm-Erkrankungen fast immer auch seelische Probleme haben. In seinem Buch „Der kluge Bauch" schreibt er: „Stimmung und Verdauung hängen eng miteinander zusammen!"
Prof. Dr. Gershon war der Erste, der herausfand: Die Nervensysteme, die das Gehirn, und jene, die das Geschehen in Magen und Darm steuern, sind nicht grundverschieden. Sie sind einander erstaunlich ähnlich. Und über den Vagus-Nerv, der vom Kopf bis in den Verdauungstrakt verläuft, wird zwischen Gehirn und Darm heftig kommuniziert. Es besteht sozusagen ein Daten-Austausch zwischen Gehirn und Darm.

Welche Mineralstoffe nach Dr. Schüßler sind für die Verdauung und den Darm wichtig?

> Nr. 3 Ferrum phosphoricum
> Nr. 7 Magnesium phosphoricum
> Nr. 8 Natrium chloratum,
> Nr. 9 Natrium phosphoricum
> Nr. 10 Natrium sulfuricum

Wichtig:

Um eine gute, regelmäßige Verdauung zu haben, ernähren Sie sich mit Kohlenhydraten und Ballaststoffen und wenig Eiweiß. Kauen Sie gut, denn gut gekaut ist halb verdaut. Trinken Sie 2-3 Liter Wasser am Tag, nehmen Sie Mineralstoffe nach Dr. Schüßler und bewegen Sie sich.

7. Entgiftung des Körpers

Heilfasten

Fasten ist natürlich. Die Natur fastet, die Tiere fasten, und auch der Mensch kann seinen Organismus auf Nahrungsverzicht einstellen.
Bereits vor mehreren Tausend Jahren wussten die Menschen um die positiven Wirkungen des freiwilligen Nahrungsverzichts.

Was bedeutet Fasten?
Fasten heißt Leben ohne Nahrung und Urlaub für den Darm und die anderen Organe.
Das Fasten ist ein freiwilliger Verzicht auf feste Nahrung für eine begrenzte Zeit bei gleichzeitiger Flüssigkeitszufuhr und Beachtung des Ruhebedürfnisses. Richtig durchgeführtes Fasten bedeutet jedoch kein Hungern. Der Körper deckt seinen Energiebedarf aus seinen Depots. Es ist eine Art „Entrümpelung" für Körper und Seele, damit sich der Geist besser entfalten kann.

Hippokrates (ca. 460-370 v.Chr.) wird der Satz zugeschrieben: *„Wer stark, gesund und jung bleiben will, sei mäßig, übe den Körper, atme reine Luft und heile sein Weh eher durch Fasten als durch Medikamente.'*

Was passiert beim Heilfasten?
Fasten ist wie eine „Operation ohne Messer". Jedes Zuviel in unserem Körper wirkt als Gift, also toxisch. Der gesamte Organismus befreit sich von stoffwechselschädlichen Produkten (auch Schlacken genannt) sowie von zu viel Fett und Körpereiweißen. Während des Fastens werden keine neuen Eiweiße gebildet, und dadurch wird das Bindegewebe gereinigt. Es wird das Schädliche und Überflüssige zur Energiegewinnung abgebaut. Die giftigen Stoffe werden dann über die Nieren, Leber, Darm, Haut und Lungen ausgeschieden.
Der Körper stellt sich auf die Selbstversorgung aus dem Speicher, also auf die „Müllverbrennung im Körper" um.

Welche positiven Auswirkungen hat das Heilfasten?

Das Heilfasten hat sehr viele positive Auswirkungen, z.B.:

- Reinigung des Körpers durch Ausscheidung von Giftstoffen
- Entlastung eines überforderten oder geschädigten Verdauungstrakts
- Gewichtsverlust
- Essen und Trinken wird wieder bewusster wahrgenommen
- Normalisierung eines erhöhten Blutdrucks
- Senkung erhöhter Leberwerte
- Verbesserung der Blutwerte (Cholesterin, Triglyzeride, Harnsäure, zu dickes Blut (Polyglobuli) und Blutzuckerwerte)
- Heilungsunterstützung bei vielen Krankheiten, z.B. Hauterkrankungen
- Verbesserung von chronischen entzündlichen Krankheiten
- Verbesserung oder Heilung von Allergien (Asthma)
- Verbesserung bei Cellulite (Orangenhaut)
- Verschwinden von Migräne und chronischen Kopfschmerzen
- Behebung von Erschöpfungszuständen und Depressionen
- Verbesserung des Schlafes

Wie viel Gewicht nehme ich beim Heilfasten ab?

In den ersten Tagen bis zu 1 kg/Tag, dann im Schnitt bei Frauen 350 g/Tag, bei den Männern ist es mehr, nämlich 500 g/Tag.

Wie wirkt sich das Heilfasten auf die Schönheit aus?

Heilfasten ist ein Anti-Aging-Mittel, denn es hält jung. Der regelmäßige Verzicht (1-2 Mal im Jahr) wirkt sich im Hinblick auf das Altern positiv aus. Es werden vorzeitige Alterungsvorgänge aufgehalten. Die Haut wird reiner, straffer und jünger.

Welche Fastenformen gibt es?

Mittlerweile haben sich viele Fastenformen entwickelt:

1. Wasserfasten

Wasserfasten ist die strengste Fastenform, weil nur Wasser (Quellwasser und Mineralwasser) getrunken wird. Diese Nulldiät ist weniger empfehlenswert.

2. Teefasten

Hier trinken Sie nur Tee aus verschiedenen Kräutern ohne Honig und zwischendurch natürlich immer wieder Wasser.

3. Molkefasten

Sie trinken 1 l Molke oder Trink-Molke (hat weniger Eiweiß und Kalorien) über den Tag verteilt und zusätzlich Kräutertees, Frischpflanzensäfte und Wasser. Diese Diät-Kurmolke enthält Eiweiß und ist daher vor allem für schlanke Menschen zu empfehlen.

4. Saftfasten

Beim Saftfasten nimmt man ca. 300 kcal auf. Es werden 3-5 Mal täglich ein frisch gepresster Obst- oder Gemüsesaft und zwischendurch mindestens 2 Liter Wasser getrunken.

5. F.X.-Mayr-Kur

Dies ist eine Milch-Semmel-Diät mit intensiver Kauschulung.

6. Buchinger-Fasten

Das ist ein Tee-Saft-Fasten nach Dr. Buchinger. Morgens gibt es Tee und einen frischen Karottensaft mit Öl. Mittags gibt es eine dünne Gemüsebrühe mit vielen wertvollen Vitaminen und Mineralstoffen, und am Abend bekommen Sie einen Tee mit einem Esslöffel Honig (damit der Blutzucker nicht sinkt und wichtig für den Herzmuskel). Zwischendurch trinken Sie viel Wasser und Tee.

Zu welchem Zeitpunkt sollten Sie fasten?

Fasten können Sie grundsätzlich zu jeder Jahreszeit. Wenn Sie es lieber wärmer lieben, dann ist das Frühjahr besser; wenn Sie es kälter lieben, dann eher im Herbst. Ungünstiger sind dagegen Hochsommer oder tiefster Winter.

Wer darf selbstständig fasten?
Wenn Sie gesund sind, können Sie auch zuhause fasten.

Wann dürfen Sie nicht selbstständig fasten?
Sie sollen nicht alleine fasten, wenn Sie eine Krankheit haben, z.B. Herzerkrankung, Arteriosklerose, oder Medikamente einnehmen.

Wann sollten Sie überhaupt nicht fasten?
- Krebserkrankung
- Magersucht
- Nierenfunktionsstörung
- Schwangerschaft und Stillzeit

Wo können Sie am besten fasten?
In einer Fastenklinik sind Sie natürlich am besten aufgehoben. Hier arbeiten ausgebildete Fastenärzte, die auf Naturheilverfahren ausgerichtet sind. Wenn Sie keine Fastenklinik brauchen, da Sie gesund sind, können Sie auch in Klöstern oder Fastengruppen fasten. Fastenerfahrene Menschen können natürlich auch zu Hause fasten, wenn sich eine entsprechende Rückzugsmöglichkeit vom Alltag bietet.

Wie lange sollte man fasten?
Für die Gesundheitsvorsorge reicht ein kurzfristiges Fasten von 1 bis 7 Tagen aus, welches in der Regel ohne medizinische Betreuung möglich ist.
Ein Fasten aus therapeutischem Grund kann 10 Tage bis 4 Wochen dauern, aber bitte nicht ohne medizinische Begleitung.

Welche Energiereserven werden beim Fasten im Körper abgebaut?
Nach Buchinger werden die Energiereserven hierarchisch abgebaut:

**Zuerst das Krankhafte,
dann das Überflüssige
und erst dann das zur Not noch Entbehrliche.**

Was sind die Grundregeln des Fastens?

- Nur trinken (Wasser, Kräutertee, Gemüsebrühe, Obstsäfte)
- Keine feste Nahrung
- Keine Genussmittel – Nikotin, Alkohol, Kaffee
- Ruhe und Entspannung

Wie viel sollte man während des Fastens trinken?

Also mindestens 3 Liter Flüssigkeit in Form von Wasser und Tee. So bekommen sie auch kein Hungergefühl, wenn Sie immer wieder trinken.

Wie fasten Sie richtig?

- Entlastungstage
- Säuberung des Darms von oben durch Glauber- oder Bittersalz
- Säuberung des Enddarms mit einem Einlaufgerät oder Säuberung des Dünn- und Dickdarms mit der Colon-Hydro-Therapie (Wasser-Spülung mit speziellem Gerät)
- Ausscheidungen der Nieren, Leber, Haut, Lungen und Darm fördern
- Darmentleerung. Der Darm ist eines unserer wichtigsten und empfindlichsten Organe und zur Aufnahme von Nahrung und zur Ausscheidung von Giftstoffen bestimmt. Zur Reinigung und Entgiftung sollte jeden 2. Tag ein Einlauf gemacht werden.
- Nieren spülen durch ca. 3 Liter Wasser oder Tee trinken
- Entgiftung der Leber fördern (Leberwickel, feuchte Wärme)
- Atmung (Entgiftung der Lunge) und Stoffwechsel anregen durch Bewegung und frische Luft
- Entgiftung über die Haut fördern durch Infrarotkabine oder Sauna
- Vollfastentage und anschließend
- Aufbautage (Fastenbrechen)

Colon-Hydro-Therapie

Was ist eine Colon-Hydro-Therapie?
Die Colon-Hydro-Therapie ist eine Darmreinigung und -sanierung. Es ist eine sanfte Wasserspülung von ca. 10-20 Liter Wasser. Bei der Colon-Hydro-Therapie wird, über ein dünnes 10-15 cm langes Einwegröhrchen aus Kunststoff, Wasser in den Darm gepumpt. Das sanft in den Darm gepumpte Wasser spült die vorhandenen Kotreste und sonstigen Rückstände aus dem Darm. Der Abtransport erfolgt dabei über einen gesonderten Schlauch. Da das System von Spülen und Absaugen in sich geschlossen ist, kommt es im Normalfall weder zu Verschmutzungen noch zu Geruchsbildungen.

Ist die Colon-Hydro-Therapie schmerzhaft?
Nein, die Anwendung erzeugt keine Schmerzen oder Krämpfe und wird bei den meisten Anwendern als angenehm und wohltuend empfunden.

Wer braucht eine Colon-Hydro-Therapie?
Wenn Sie Heilfasten, sollte diese sinnvolle Therapie angewendet werden.
Der Darm hat seine normale Bewegungstätigkeit infolge jahrelanger Fehlernährung eingestellt. Schlacken, Inkrustierungen und verhärtete Substanzen in den Darmtaschen verhindern eine normale Peristaltik (rhythmische, wurmähnliche Bewegung des Darmes) und damit den Weitertransport des Darminhaltes.

Wie wirkt die Colon-Hydro-Therapie?
Sie entfernt auf wirksame Weise angesammelten, stagnierten Stuhl und Fäulnis- und Gärungsstoffe von den Wänden des Dünn- und Dickdarmes, um somit wieder zu seiner normalen Bewegung und Funktion zu kommen.

Wann ist eine Colon-Hydro-Therapie sinnvoll?
- bei chronischer Verstopfung (Obstipation)
- bei Allergien
- bei Migräne
- bei Immunschwäche
- bei chronischen Entzündungen
- bei Hauterkrankungen (z.B. Akne, Psoriasis, Neurodermitis)
- bei Bluthochdruck
- bei gleichzeitigem Heilfasten

Wie funktioniert der Leberwickel?

Der Leberwickel unterstützt die Leber bei der Entgiftungsarbeit. Allein durch das Liegen wird die Leber um 40% besser durchblutet. Die einfache Art des Leberwickels besteht im Auflegen einer mit heißem Wasser gefüllten Wärmeflasche, die rechts auf den Oberbauch gelegt wird. Zusätzlich können Sie ein Baumwolltuch oder kleines Handtuch mit warmem Wasser anfeuchten. Legen Sie das Tuch mit der feuchten Seite auf die obere Bauchregion unterhalb des rechten Rippenbogens. Legen Sie ein weiteres trockenes Handtuch darüber und dann die Wärmflasche darauf. Und decken Sie sich gut zu. Achten Sie darauf, dass Sie immer warme Füße haben. Halten Sie eine zweite Wärmflasche für die Füße bereit, die Sie sich unter die Füße legen können. Entspannen Sie sich, und ruhen Sie sich mindestens 20 Minuten aus.

Wichtig ist beim Leberwickel, dass Sie liegen, ruhen, entspannen und warm sind.

Was sind Fastenkrisen?

Beim Fasten kommt es in der Regel zu so genannten Fastenkrisen; meist in den ersten drei Tagen. Das sind Ausscheidungsprobleme, bei denen größere Mengen von im Binde- bzw. Fettgewebe abgelagerten Giftstoffen vom Körper nicht schnell genug ausgeschieden werden können. Dadurch kann es zu Kopfschmerzen, Grippegefühl, Verstopfung, Stimmungsschwankungen, Juckreiz, trockener Haut, niedrigem Blutdruck und Mundgeruch kommen. Zur Überwindung der Fastenkrisen können die Schüssler Salze sehr unterstützend sein.

Achten Sie darauf, dass immer genügend Mineralstoffe zugeführt werden, um Fastenkrisen zu vermeiden.

Welche Mineralstoffe nach Dr. Schüßler unterstützen das Entgiften des Körpers?

- ➤ Nr. 10 Natrium sulfuricum ist das Haupt-Entgiftungsmittel
- ➤ Nr. 4 Kalium chloratum ist für alle chemischen Gifte und Drüsen
- ➤ Nr. 6 Kalium sulfuricum für Bauchspeicheldrüse und Leber
- ➤ Nr. 8 Natrium chloratum ist für alle biologischen Gifte

Aderlass – die heilende Kraft

Was ist ein Aderlass?

Der Aderlass „missio sanguinis" (lat.; wörtl. „die Entlassung des Blutes") ist eine der ältesten medizinischen Behandlungsformen. Hippokrates (um 460 v.Chr.) empfahl ihn bei Entzündungen und Schmerzzuständen. Hildegard von Bingen (1098-1179) empfahl einen Aderlass pro Jahr zur regelmäßigen Reinigung und Entgiftung des Gesamtstoffwechsels und zur Stimulation der körpereigenen Heilkräfte. Der Aderlass bewirkt eine Reinigung des Blutes. Dadurch wird die Fließeigenschaft des Blutes verbessert und eine Vermehrung der Leukozyten (weiße Blutkörperchen) und dadurch Anregung des Immunsystems bis hin zu einer Einflussnahme auf im Gewebe zurückgehaltene Stoffwechselendprodukte und Toxine (Gifte) erreicht.

Welche Arten des Aderlasses gibt es?

- **Natürlicher Aderlass** – spontane Blutungen wie Nasenbluten bei Bluthochdruck, Zahnfleischbluten oder übermäßige Regelblutungen.
- **Blutspende** – entnommen werden ca. 400 ml Blut.
- **Schulmedizinischer Aderlass** – wird in Ausnahmesituationen durchgeführt, wenn der Hämatokritwert (s. Hämatokrit) zu hoch ist. Es werden ½ bis 1 l Blut entnommen.
- **Naturheilkundlicher Aderlass** – wird zur Entgiftung durchgeführt. Es werden max. 200 ml Blut entnommen.
- **Aderlass nach Prof. Wendt** – kleine Aderlässe zwischen 100-200 ml zunächst 2 x in der Woche, später 1 x im Monat.

Wann sollte man einen Aderlass machen?

- Bluthochdruck
- verengte Blutgefäße
- Wechseljahre, wenn keine Menstruation mehr stattfindet. Menstruierende Frauen sind vor Blutverdickung geschützt.
- Eisenspeicherkrankheit (es wird zu viel Eisen im Körper gespeichert)
- Abbau vom Eiweißspeicher (s. Kapitel „Eiweißspeicherkrankheiten")
- Regulierung des Säure-Basen-Haushalts

Wie oft sollte man einen Aderlass machen?

Wenn Sie in den Wechseljahren sind, können Sie 1-4 x im Jahr einen Aderlass machen. Das hängt von Ihrer gesundheitlichen Verfassung ab.

Bei Bluthochdruck oder beim Abbau des Eiweißspeichers empfehle ich Ihnen den Aderlass nach Prof. Wendt. Kleine Aderlässe zwischen 100-200 ml (80-100 ml sind auch ausreichend) zunächst 1-2 x in der Woche (ca. 4 Wochen), später 1 x im Monat.

Was ist beim Aderlass besonders zu beachten?

Vor jedem Aderlass trinken Sie bitte ein großes Glas Wasser. Dadurch erreichen Sie die Blutverdünnung, andererseits einen Durchspüleffekt und eine Blutreinigung. Trinken Sie auch sofort nach der Entnahme des Blutes ein großes Glas Wasser, um den Blutneubildungsmechanismus nicht neu anzuregen.

Wie ist die Wirkung des Aderlasses?

Das Blut bekommt durch den Aderlass eine kräftige Eiweißentlastung. Gewebewasser strömt in den Blutstrom ein und verdünnt das Blut, senkt dadurch die Viskosität, erleichtert den Blutstrom und entlastet das Herz, weil das Blut leichter durch die Gefäße fließt. So kann auch der Blutdruck schon leicht absinken.

Welche Mineralstoffe nach Dr. Schüßler sind für den Aderlass unterstützend?

> - Nr. 8 Natrium chloratum ist das Blutregulationsmittel
> - Nr. 4 Kalium chloratum verdünnt das Blut
> - Nr. 2 Calcium phosphoricum ist für die Blutbildung

Ölziehen – eine Kur zur Entgiftung

Das Ölziehen ist eine russische Entgiftungsmethode von Dr. Karach (Biologe und Krebsforscher), bei der das Öl im Mundraum durch die Zähne gezogen wird. Dabei werden die Giftstoffe auf der Zunge entfernt. Die Zunge ist ebenfalls ein Entgiftungsorgan. Die Kur säubert Mundhöhle, Zähne und Zahnfleisch, entfernt Krankheitserreger und stärkt damit die Immunkraft in der Mundschleimhaut.

Wie gehe ich beim Ölziehen vor?

In der Früh sind die Giftstoffe auf der Zunge gesammelt. Deshalb wird morgens vor dem Frühstück – unmittelbar nach dem Aufstehen und auf nüchternen Magen (auch kein Wasser trinken) – 1 Esslöffel (minimal 1 TL) Sonnenblumenöl (kaltgepresst) oder auch ein anderes Öl (z.B. Sesamöl) in den Mund genommen. Es darf unter keinen Umständen geschluckt werden, sondern wird 10-15 min. langsam im Mund gesaugt, gespült und durch die Zähne gesogen. Das Öl wird während dieser Prozedur immer dünnflüssiger, da es sich mit Speichel anreichert. Danach wird es ausgespuckt und sollte dann eine milchige Farbe haben. Nicht schlucken! Nun muss der Mund mehrmals gründlich mit Wasser oder Mundwasser gespült werden, und danach werden die Zähne mit einer Zahnbürste gereinigt.

Warum darf ich das Öl nicht schlucken?

Durch das Ölziehen befinden sich Bakterien, Krankheitserreger und andere schädliche Substanzen im Mund.

Wann ist eine Ölziehkur angezeigt?

- Allergien
- Kopfschmerzen/ Migräne
- Immunschwäche
- Rheuma
- Zahnfleischerkrankungen, lockere Zähne
- chronische Müdigkeit und Schlaflosigkeit
- Ekzeme, Akne, Schuppenflechte, Neurodermitis
- Belastung durch Umweltgifte

Wie lange geht eine Ölziehkur?

In der Regel sind 14 Tage ausreichend, bei chronischen Leiden können Sie es auch etwas länger anwenden.

Welche Wirkungen können sich zeigen?

- Kraft und Frische
- ruhiger Schlaf (man ist nach dem Schlaf nicht mehr müde)
- Zahnfleischbluten wird vermindert/verschwindet
- Zähne werden fester und weißer
- Erinnerungsvermögen kehrt zurück

Es ist möglich, dass Sie eine Erstverschlimmerung haben, denn die Krankheitsherde beginnen, sich zu verflüchtigen.

Entsäuerung der Haut

Basenbad mit Natron oder Schüssler Salzen

Warum soll man ein Basenbad machen?

Ein Basenbad entsäuert den Körper. Es zieht überschüssige Säuren aus dem Körper, die Haut wird weich und elastisch (nicht schrumpelig, selbst bei langem Baden). Die Haut fühlt sich danach ganz zart an, und die Rückfettungseigenschaften werden angeregt.

Wie lange soll man ein Basenbad machen?

Eine Stunde in der Wanne entsäuern ist optimal, aber auch weniger bringt dem Körper eine Entsäuerung.

Wie wirkt ein Basenbad?

Badewasser hat normalerweise einen neutralen pH-Wert von ungefähr 7. Gibt man ein basisches Badesalz in Form von Natron oder Schüssler Salzen hinzu, erhöht sich dieser Wert bis auf pH 8,5. Nach einer Badedauer von ca. einer Stunde ist der pH-Wert nachweislich niedriger. Das Badewasser nimmt die Säuren auf, die vom Körper ausgeschieden wurden und über die Haut in das Wasser gelangt sind.

Vollbad

Mit Natron lässt sich Basenbad ganz leicht selbst herstellen. Einfach 100 g oder 3-5 EL Natron (Natriumhydrogencarbonat) in Pulverform in ein Vollbad geben. Wer es gern duftig mag, gibt einfach 5 Tropfen eines reinen ätherischen Duftöls (z.B. von Primavera) hinzu.

Mit den Schüssler Salzen können Sie auch ganz einfach ein basisches Bad herstellen. Sie nehmen ca. 10 Stück der Nr. 23 Natrium bicarbonicum und ca. 10 Stück der Nr. 9 Natrium phosphoricum und werfen die Salze einfach ins Badewasser. Wenn Sie eine trockene Haut haben, können Sie auch die Nr. 8 Natrium chloratum oder bei entzündeter Haut und Hautausschlägen die Nr. 3 Ferrum phosphoricum hinzugeben (auch jeweils 10 Stück).

Fußbad

Auch ein Basenbad als Fußbad wirkt Wunder, z.B. bei Hornhaut. Geben Sie in Ihr Fußbad ca. 10 Tabletten Schüssler Salze oder ein Päckchen Natron (= 50 g). Nach ca. 20 Minuten trocknen Sie Ihre Füße ab und entfernen Sie die überschüssige Hornhaut mit einem Schaber. Anschließend nehmen Sie die Schüssler Salze Creme Nr. 1 Calcium fluoratum und cremen die Füße dick ein und ziehen warme Socken darüber. Wenn Sie das öfter machen, wird Ihre Hornhaut geringer bzw. verschwindet sehr schnell.

Handbad

Bei trockenen, rissigen oder wunden Händen hilft ein Handbad mit Natron oder den entsprechenden Schüssler Salzen (s. Kapitel „Mineralstoffe für die Schönheit") sehr gut.

Wie oft soll man ein Basenbad machen?

Bei Bedarf, z.B. bei Juckreiz oder Trockenheit der Haut, können Sie täglich ein Basenbad machen.

Wie hoch soll die Badetemperatur sein?

Die Badetemperatur sollte ca. 38°C haben. Wenn das Wasser abkühlt, können Sie wieder heißes Wasser zugeben.

Wo bekommen Sie Natron?

Natron bekommen Sie in Apotheken (5 Beutel a 50 g) für ca. 3 Euro oder auch einzelne Beutel im Supermarkt bei den Backwaren.

Wichtig:

Ein Basenbad ist eines der besten und günstigsten Mittel, wenn man die Haut verwöhnen und entsäuern will.

8. Gewicht – die Formel des Gewichts

Was ist das optimale Körpergewicht?

Es gibt heute objektive Kriterien für das optimale Körpergewicht. Danach kann jeder selbst berechnen, wie viel er wiegen darf.

1. Normalgewicht

Traditionell errechnet sich das Normalgewicht nach Broca. Pierre Paul Broca war ein französischer Arzt, Chirug und Anthropologe (1824-1830).

Die Formel lautet: **Körpergröße in cm minus 100**.

Das sind bei einem Mann von 1,80 m genau 80 kg und bei einer 1,65 m großen Frau demnach 65 kg.

2. Idealgewicht

Es liegt bei Männern etwa 10%, bei Frauen 15% unter dem Normalgewicht nach Broca.

3. Wohlfühlgewicht

Nach aktueller wissenschaftlicher Lehrmeinung hat jeder Mensch sein ganz individuelles Idealgewicht, auch „Wohlfühlgewicht" genannt, auf das er sich – eine bewusste Ernährung vorausgesetzt – immer wieder einpendelt. Es kann im Einzelfall 10% über oder auch unter dem Broca-Gewicht liegen.

Nach welcher Formel wird das Gewicht noch berechnet?

Das Gewicht wird auch noch nach dem Body-Mass-Index (BMI) berechnet. Geschlecht und Alter bleiben unberücksichtigt.

Die BMI-Formel lautet:

BMI = Körpergewicht (kg) : Körpergröße^2 (m)
Beispiel: 80 kg : (1,7 m x 1,7 m) = 27,68

4. Untergewicht
Was bedeutet Untergewicht?
Untergewicht, heißt, man hat einen Body-Mass-Index von weniger als 18,5. Untergewicht führt zu einer mangelhaften Versorgung des Körpers mit Eiweiß, Fetten und Kohlenhydraten sowie Vitaminen und Mineralstoffen. Die Haut und das Haar verändern sich, die Knochen können entkalken, und die Muskeln schwinden. Außerdem können einige Organe ihre Aufgabe nicht mehr richtig erfüllen, weil Vitamine und Mineralstoffe fehlen.

5. Übergewicht
Übergewicht wird auch nach dem so genannten Body-Mass-Index bestimmt. Die WHO (Weltgesundheitsorganisation) stuft Erwachsene mit einem Body-Mass-Index über 25 als übergewichtig, mit einem Wert über 30 als stark übergewichtig ein. Ein 1,80 m großer Erwachsener ab 81 kg gilt schon als übergewichtig und ab 97 kg als stark übergewichtig. Neuere Erkenntnisse deuten an, dass die genannten Werte neu bewertet werden sollten. Demnach ist ein BMI von 25-30 noch „gesund", da Menschen mit leichtem bis mittlerem Übergewicht durchschnittlich länger leben. Bei einigen Krankheiten kann eine höhere Fettreserve von Vorteil sein (z.B. bei Operationen oder schweren Infektionen).

Welche Folgen kann das Übergewicht haben?
Bei Übergewicht kann es zu Bluthochdruck, Herzbeschwerden, Schlaganfall, Arteriosklerose, Gicht, Rheuma und Diabetes II kommen.

Gibt es eine Alternative zum BMI?
Ja, gibt es. Wichtiger ist die Messung des Bauchumfangs. Untersuchungen ergaben, dass die Sterblichkeit und die Gefahr von Herz-Kreislauf-Leiden mit dem Bauchumfang zunehmen, ganz unabhängig vom BMI.

Wie viel cm soll der Bauchumfang sein?
Der Bauchumfang bei Frauen sollte nicht mehr als 80 cm und bei Männern nicht mehr als 94 cm sein. Übersteigt die Messung 88 cm bei Frauen bzw. 102 cm bei Männern, so ist das Risiko, eine Herz-Kreislauf-Erkrankung oder Diabetes II zu bekommen bereits deutlich erhöht. Versuchen Sie, Ihren Bauchumfang zu reduzieren. Bereits eine Senkung des Gewichts um 5-10% und der damit verringerte Bauchumfang lassen das innere Bauchfett um etwa 30% schmelzen.

Wie misst man den Bauchumfang?

Stehen Sie mit freiem Oberkörper, und legen Sie das Maßband in der Mitte zwischen dem unteren Rippenbogen und dem Beckenkamm in Höhe des Bauchnabels an. Führen Sie das Maßband in gerader Linie zwischen den beiden Punkten um Ihren Bauch herum. Lesen Sie nun den Bauchumfang in leicht ausgeatmetem Zustand ab.

Warum ist das Bauchfett schädlich?

Ein großer Bauchumfang ist oft auch ein Hinweis auf vermehrtes „inneres Bauchfett". Und dieses im Bauchraum an den inneren Organen angelagerte Fett zählt zu den großen Risikofaktoren bei der Entstehung von Herz-Kreislauf-Erkrankungen und Diabetes. Die Folgen sind die Herz-Kreislauf-Erkrankungen – das „gute" HDL-Cholesterin sinkt, während LDL-Cholesterin und die Triglyzeride steigen (s. Kapitel „Cholesterin"). Als Folge davon kommt es zur Ablagerung von fetthaltigen Plaques an den Arterien-wänden, die zu verminderter Durchblutung (Arteriosklerose) führt. Über-mäßiges inneres Bauchfett führt außerdem zu erhöhten Blutzuckerwerten, denn es hat nicht nur eine andere Zusammensetzung als jenes Fett, wel-ches sich so gerne am Gesäß, an den Hüften und an den Oberschenkeln ab-lagert, sondern es produziert auch Fettsäuren, die den gesamten Fettstoff-wechsel stören. Das Fett an Po und Oberschenkeln („birnenförmige" Figur) ist nicht so schädlich wie das Bauchfett, denn bei schweren Erkrankungen schützt dieses Fett sogar.

Warum nimmt man an Gewicht zu?

Man nimmt nur an Gewicht zu, wenn man mehr isst als man Kalorien ver-braucht.

Die Formel lautet ganz einfach:
Zu viel Essen und zu wenig Bewegung.

Was hat Wasser mit Abnehmen zu tun?

1. Das Wassertrinken erleichtert das Abnehmen.
2. Wasser regt die Verdauung an
3. Wasser steigert die Fettverbrennung
4. Wasser stoppt Hunger

Warum ist kauen so wichtig?

Wer schneller isst, nimmt auch schneller zu. Kauen Sie jeden Bissen ca. 30-mal. Es dauert ca. 20 Minuten, bis das Signal der Sättigung im Gehirn ankommt. Wer also sein Essen sehr schnell zu sich nimmt, isst über den eigentlichen Hunger hinaus.

Teilnehmer einer Studie, die im „American Journal of Clinical Nutrition" erschienen ist, mussten aufgenommene Nahrung 40-mal, statt wie sonst im Schnitt üblich 15-mal kauen. Sie nahmen damit fast 12% weniger Kalorien auf, so das Ergebnis.

Gründliches Kauen ist eine zuverlässige Methode, auf gesunde Weise abzunehmen.

Was können Sie gegen Heißhunger machen?

Trinken sie zuerst ein Glas Wasser. Essen Sie dann erst eine kleine Portion des begehrten Lebensmittels – aber bitte langsam.

Aber das allerbeste Mittel, das ich gegen Heißhunger kenne, ist das Schüssler Salz Nr. 9 Natrium phosphoricum. Nehmen Sie eine Zeit lang (mind. 4 Wochen) täglich 10-15 Stück von diesem Mineralsalz. Der Heißhunger ist ein Zeichen von Übersäuerung, und da hilft dieser Mineralstoff sehr gut. Wenn Sie aber ein diffuses (man weiß nicht genau, was man essen möchte) Hungergefühl haben, brauchen Sie das Schüssler Salz Nr. 5 Kalium phosphoricum.

Welche Nahrungsmittel sind Sattmacher?

Bananen, Nudeln, Haferflocken, Kartoffeln, Datteln und Vollkornbrot sättigen sehr gut.

Was können Sie abends noch essen?

Essen Sie vor 18 Uhr ein leichtes Abendessen, hauptsächlich aus vollwertigen Kohlenhydraten. Kohlenhydrate stimulieren die Insulinausschüttung, welche die Aufnahme von Tryptophan im Gehirn fördert, was in Serotonin umgewandelt wird und dieses wiederum in Melatonin. Dann können Sie besser schlafen.

Was können Sie abends essen, wenn Sie abnehmen möchten?

Eine gute Möglichkeit ist Dinner-Cancelling (s. Kapitel „Dinner-Cancelling") – das ist der Verzicht auf das Abendessen bzw. nach 17 Uhr keine Nahrungsaufnahme mehr.

Auch Eiweiß am Abend geht an den Fettspeicher im Körper und baut Fettzellen ab. Aber passen Sie auf, dass Ihr Gesamtanteil an Eiweiß nicht zu hoch ist, da dies wiederum viele Krankheiten mit sich bringt (s. Kapitel „Eiweißspeicherkrankheiten"), denn es übersäuert den Körper.

Ist eine kohlenhydratarme Diät gesund?

Nein, ist sie nicht. Die Low Carb Diät, also möglichst wenig Kohlenhydrate, ist schon seit einiger Zeit in Mode. Die Vorteile der Low Carb Diät sind, dass man leichter abnimmt, die Blutfette und auch das gefährliche Insulin sinken. Leider ist diese beliebte Diät nur kurzfristig zum Abnehmen geeignet, weil sie ungesund ist, da man die lebensnotwendigen basischen Kohlenhydrate in zu geringen Mengen erhält und der Organismus dadurch übersäuert. Und Übersäuerung macht unseren Körper krank (s. „Säure-Basen-Haushalt").

„Kohlenhydratarme Diäten sind alles andere als gesund", sagen auch Dr. Lyn Steffen und Dr. Jennifer Nettleton von der Universität Minnesota Public Health in einem Lancet Bericht vom 28.1.2006. „Sie gehen mit Stoffwechselstörungen, Verstopfung oder Durchfall und Erschöpfung einher. Sie überschwemmen auch die Nieren mit Eiweiß und bringen das Säuregleichgewicht im Körper durcheinander. Wer vernünftig abnehmen will, sollte sich ausgewogen und gesund ernähren und körperlich aktiv sein."

Wie schnell und wie viel können Sie abnehmen?

Leider geht es mit dem Abnehmen nicht so schnell, wie man es vielleicht gerne haben möchte. Sie müssen bedenken, dass bei 1 kg Gewichtsverlust ca. 7.000 kcal reduziert werden müssen.

Ein Beispiel: 1 g Fett enthält 9 kcal. Wenn Sie Ihre Energiezufuhr um 300 kcal/Tag senken und gleichzeitig Ihren Energiebedarf um 300 kcal/Tag (1 h Rad fahren = 400 kcal) steigern, haben Sie 600 kcal mehr verbraucht. Ihr Stoffwechsel holt sich den Energiebedarf aus den Reserven, d.h. Sie verlieren ca. 70 g Fett pro Tag. In 10 Tagen sind das 700 g, in einem Monat ca. 2 kg.

1 kg Gewichtsreduzierung bedeutet 7.000 kcal an Nahrung einzusparen.

Was hilft sonst auch noch, um Gewicht zu reduzieren?

Entrümpeln Sie Ihr Leben. Gerümpel füllt nicht nur unsere Wohnungen, Keller und Dachböden, sondern auch unseren Kopf, Körper und unsere Seele. Hier kann ich Ihnen das Buch „Feng Shui gegen das Gerümpel des Alltags" von Karen Kingston sehr empfehlen.

Welche Schüssler Salze helfen beim Abnehmen?

➤ Nr. 7 Magnesium + Nr. 9 Natrium phosphoricum (Reduktion des Hungergefühls)
➤ Nr. 3 Ferrum phosphoricum (zum Ankurbeln des Stoffwechsels)
➤ Nr. 5 Kalium phosphoricum (bei diffusem Hunger)
➤ Nr. 6 Kalium sulfuricum (zur Anregung des Stoffwechsels)
➤ Nr. 8 Natrium chloratum (zur Regulierung des Wasserhaushalts)
➤ Nr. 9 Natrium phosphoricum (für den Fettstoffwechsel)
➤ Nr. 10 Natrium sulfuricum (als Entgiftungsmittel, für Kohlenhydratstoffwechsel)
➤ Nr. 2 Calcium phosphoricum + Nr. 12 Calcium sulfuricum (für Eiweißstoffwechsel)

Tipps zum Abnehmen

Wie können Sie Ihr Gewicht reduzieren?

• Reduzierung der Kalorienaufnahme (weniger bzw. kalorienärmer essen)
• Erhöhung des Kalorienverbrauchs (sich mehr bewegen, Sport)
• Langsam essen und jeden Bissen viel kauen
• keine Zwischenmahlzeiten, nur Wasser trinken
• Pausen zwischen den Mahlzeiten von ca. 4-5 Stunden. So kann die Fettverbrennung zwischen den Mahlzeiten stattfinden.
• nicht Naschen
• nur Essen, wenn Sie Hunger haben
• keine Reste essen, z.B. vom Kinderteller
• keine Mahlzeiten auslassen und dann mit Heißhunger essen
• keinen Zucker im Kaffee und Tee
• keinen Alkohol
• Teller nicht randvoll füllen, kleine Portionen essen
• essen Sie vor 18 Uhr
• schreiben Sie alles auf, was Sie täglich essen und trinken

Akupressur zur Appetitdämpfung

Wie können Sie den Appetit verringern?
Durch eine Akupressur.

Wie geht das?
Der Druckpunkt zwischen Nase und Oberlippe ist ein klassischer Akupressurpunkt und soll den Hunger bremsen. Der Druck wird direkt ans Appetitzentrum im Gehirn weitergeleitet. Diesen „Heilpunkt" 30-mal sanft im Sekundenrhythmus drücken. Um den Stoffwechsel anzuregen und den Kalorienverbrauch anzukurbeln, gibt es am ersten Fingergelenk des kleinen Fingers leicht außen ebenfalls einen Akupressurpunkt. 20 Sekunden lang mit dem Daumennagel kräftig drücken. An der anderen Hand wiederholen.

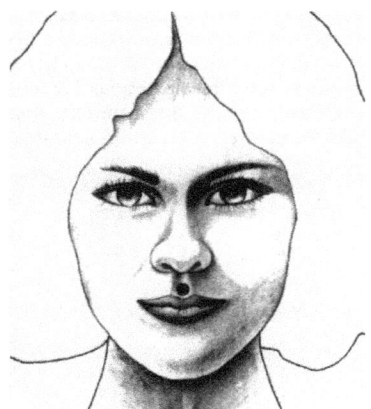

Schlank durch Fingerdruck (Christian Meyer)

Wann sollen Sie die Akupressur nicht anwenden?
Wenn Sie schwanger sind oder an Herz-Kreislauf-Erkrankungen leiden, bitte nicht anwenden.

Dinner-Cancelling

Was bedeutet Dinner-Cancelling?
Dinner Cancelling bedeutet der Verzicht auf das Abendessen. Lassen Sie das Abendessen zu bestimmten Zeiten ausfallen. Dem Körper soll so die Gelegenheit gegeben werden, sich während der Nacht zu regenerieren, ohne Energie für die Verdauung aufwenden zu müssen. Je weniger Energie Magen und Darm für die Verdauung beanspruchen, umso besser können die Hormone arbeiten.

Ab wie viel Uhr wird beim Dinner-Cancelling nichts mehr gegessen?
Ab 17 Uhr wird nichts mehr gegessen und nur noch Wasser und Tee getrunken. Eine lange Pause von 12-14 Stunden, also ab 17 Uhr bis zum nächsten Morgen, bringt unseren Körper dazu, die Hormone Somatotropin (STH) und Melatonin freizugeben.

> *„Das Abendessen überlasse deinen Feinden."*
> Chinesisches Sprichwort

Wie oft sollten Sie Dinner-Cancelling machen?
Wenn Sie es 2-3 Mal in der Woche schaffen, tun Sie viel für Ihre Figur, schlafen besser und haben ein kostenloses Anti-Aging-Mittel.

Welchen Vorteil hat Dinner-Cancelling?
- Verminderung der Alterungsprozesse durch Anregung der Hormone Melatonin und Somatotropin
- Gewichtsreduzierung durch sanftes Abnehmen
- Entgiftung – eine schonende Variante des Fastens
- Verdauungsorgane werden geschont

Was ist Somatotropin?
Somatotropin ist ein Wachstumshormon (STH), das der Körper selbst bildet. Beim Dinner-Cancelling wird das Hormon durch Fasten und beim Schlafen produziert. Es wirkt sich auch positiv auf die Fettverbrennung im Körper aus.

Wollen Sie schnell und gesund abnehmen?

Sie können eine Dinner-Cancelling-Kur über zwei Wochen oder länger machen, bis Sie Ihr Wunschgewicht erreicht haben. Denken Sie daran, dass 7.000 Kalorien einsparen 1 kg Gewichtsverlust ist.

Welches Buch können Sie über Dinner-Cancelling lesen?

Ich empfehle Ihnen ein kleines Buch von Dieter Grabbe „Dinner-Cancelling in 14 Tagen 5 Kilo leichter".

Was heißt denn der Spruch „Kaiser – König – Bettelmann"?

Diesen Satz kennen Sie bestimmt:

Esse morgens wie ein Kaiser,
mittags wie ein König und abends wie ein Bettelmann.

Welche Mineralstoffe nach Dr. Schüßler können das Dinner-Cancelling unterstützen?

➢ Nr. 5 Kalium phosphoricum (hilft bei diffusem Hungergefühl)
➢ Nr. 7 Magnesium (hilft bei der Reduzierung des Hungergefühls)
➢ Nr. 8 Natrium chloratum (hilft bei Gelüsten nach Alkohol)
➢ Nr. 9 Natrium phosphoricum (hilft bei Heißhunger)

9. Bewegung

Warum soll man sich bewegen?

Bewegung ist ein ganz großer Teil der Gesundheit. Ohne Bewegung findet keine Entgiftung durch die Haut (Schwitzen) und durch die Lungen statt. Außerdem ist sie für den Stoffwechsel sehr wichtig, denn Bewegung ist der Zündfunke für den Stoffwechsel. Nur durch Bewegung wird Fett verbrannt. Weder das Gehirn noch die Leber verbrennen Fett, dies kann nur die Muskulatur. Wer sich bewegt, verbrennt Fett und nimmt nicht so schnell zu – also: bewegen, bewegen, bewegen.

„Wer rastet der rostet", diesen Spruch kennen Sie bestimmt. Wer sich zu wenig bewegt wird unbeweglich.

Wie oft sollten Sie sich bewegen?

Es ist gut, wenn Sie 3-4 Mal in der Woche zum Schwitzen kommen.
- Bewegen Sie sich so oft wie möglich.
- Gehen Sie öfter mal zu Fuß (z.B. zum Einkaufen).
- Fahren Sie mit dem Fahrrad, und lassen Sie das Auto stehen.
- Gehen Sie die Treppen, anstatt den Lift zu benutzen.
- Machen Sie einen Abendspaziergang.
- Treiben Sie Sport.

Welche Sportarten sind zu empfehlen?

Durch Radfahren, Schwimmen, Walken (im Winter evtl. Langlaufen) und Bergwandern können Sie sich in der Natur aufhalten. Oder gehen Sie in ein Fitnessstudio und machen Zirkeltraining, Yoga oder Gymnastik.

Warum werden 10.000 Schritte am Tag empfohlen?

Der menschliche Organismus hat sich im Laufe der Evolution auf die Bewegungserfordernisse von Jäger-, Sammler- und Ackerbaukulturen angepasst. Heute wissen wir, dass das Gehen von 10.000 Schritten am Tag ein gesundheitlich sinnvolles Maß für die täglich notwendige Ausdauerleistung darstellt, 30 Minuten Radfahren sind z.B. so viel wie 2.500 Schritte.

Welchen Vorteil haben 10.000 Schritte am Tag?

- Verhinderung, Linderung und Heilung von Krankheiten, z.B. Diabetes II, Depressionen
- Hilfe beim Abnehmen
- Verbesserung der Leistungsfähigkeit und Fitness
- Steigerung des Wohlbefindens

Wie können Sie zur Selbstkontrolle die Schritte zählen?

Hierzu gibt es einen Schrittzähler, der bis zu 7 Tage Ihre Schritte misst. Dieser kostet ca. 15 Euro.

Welche positiven Auswirkungen hat Bewegung auf den Stoffwechsel?

Muskeln besitzen im Vergleich zu Fettgewebe einen wesentlich intensiveren Stoffwechsel und verbrauchen daher deutlich mehr Energie.
Weiterhin hilft Bewegung zur

- Förderung der Darmtätigkeit
- Ausscheidung der Säuren und Gifte
- Senkung des Harnsäurespiegels
- Senkung des Cholesterinwerts LDL

Wie können Sie den Stoffwechsel aktivieren?

Den Stoffwechsel können Sie durch Bewegung und Sport aktivieren. Trinken Sie viel stilles Wasser, das sättigt und hat auch keine Kalorien. Lassen Sie das Frühstück nicht aus. Der Stoffwechsel verlangsamt sich sehr, wenn nicht gefrühstückt wird. Auch durch die Einnahme der Schüssler Salze kann der Stoffwechsel in Gang kommen.

Welche Schüssler Salze aktivieren den Stoffwechsel?

- ➢ Nr. 3 Ferrum phosphoricum (zur Anregung des Stoffwechsels)
- ➢ Nr. 6 Kalium sulfuricum (zur Anregung des Stoffwechsels)
- ➢ Nr. 8 Natrium chloratum (zur Regulierung des Wasserhaushalts)
- ➢ Nr. 9 Natrium phosphoricum (für den Fettstoffwechsel)
- ➢ Nr. 10 Natrium sulfuricum (als Entgiftungsmittel und für den Kohlenhydratstoffwechsel)
- ➢ Nr. 2 Calcium phosphoricum + Nr. 12 Calcium sulfuricum (für den Eiweißstoffwechsel)

10. Entspannung

Was ist Entspannung?

Entspannung bezeichnet einen körperlich und geistig spürbaren und messbaren Zustand, der als Gegenpol zur Anspannung gilt. Ein regelmäßiger und hinreichender Wechsel von Entspannung und Anspannung erhält und fördert die Gesundheit. Bei unserem Lebensstil jedoch überwiegt oft die Anspannung.

Was bedeutet Entspannung?
- Ausspannung
- Ruhe
- Erholung
- Regeneration
- Entkrampfung

Welche Anzeichen können Sie haben, wenn Sie nicht entspannt sind?

Es kann zu Kopfschmerzen, Verspannungen im Nacken und Rücken, Erschöpfungszuständen, Aggressivität und Schlafstörungen kommen.

Welche Krankheiten können entstehen, wenn man nicht mehr entspannt?

Es kann u.a. zu Angststörungen, Depression und Burn-Out kommen.

Verschiedene Methoden zum Entspannen

1. Yoga

Yoga ist eine Jahrtausend alte Technik aus Körperhaltungen und Atemübungen. Die Wurzeln des Yoga liegen in Indien und reichen etwa 7.000 Jahre zurück. Nach klassischem Verständnis stellt Yoga einen spirituellen Weg dar, um sich einem geistigen, spirituellen oder religiösen Ziel zu nähern.

2. Autogenes Training

Mit Hilfe des Autogenen Trainings können Menschen sich bei vollständigem Bewusstsein in einen tiefen Entspannungszustand versetzen. Im Grunde handelt es sich um eine Form der Selbsthypnose oder Autosuggestion (griech. autós = selbst; lat. suggestio = Eingebung). Wer autogenes Training praktiziert, versenkt sich in sich selbst und konzentriert sich auf die inneren, psychischen Zustände. Die Außenwelt spielt dabei eine geringere Rolle, sie wird nahezu ausgeblendet.

3. Progressive Muskelentspannung nach Jacobson

Die Progressive Muskelentspannung nach Jacobson basiert auf einem einfachen Prinzip. Spannt man seine Muskeln willentlich an und lässt dann wieder locker, stellt sich ein Gefühl tiefer Entspannung ein.

Sie beruht auf der Erkenntnis, dass sich bei Stress, Angst oder Schmerzen die Muskulatur automatisch anspannt. Umgekehrt können Stress, Angst oder Schmerzen durch bewusst wahrgenommene Entspannung der Muskeln gelindert werden.

4. Meditation

Es handelt sich dabei um eine Methode, die gleichermaßen Körper, Geist und Seele stärkt. Das Wort Meditation leitet sich vom lateinischen meditari – nachdenken, auf etwas sinnen – ab.

Meditation ist ein Hilfsmittel, einen vom Alltagsbewusstsein unterschiedenen Bewusstseinszustand zu üben, in dem das gegenwärtige Erleben im Vordergrund steht, frei von gewohntem Denken, vor allem von Bewertungen und von der subjektiven Bedeutung der Vergangenheit (Erinnerungen) und der Zukunft (Pläne, Ängste usw.).

Viele Meditationstechniken helfen, einen Bewusstseinszustand und gleichzeitig tiefste Entspannung zu erreichen.

Meditation wirkt am besten, wenn Sie täglich üben. Schon 5-10 Minuten tägliche Meditation können helfen, Ihnen zur Entspannung, zu innerer Ruhe, geistiger Kraft und Gleichgewicht zu verhelfen.

Was brauchen Sie zum Meditieren?

Eigentlich brauchen Sie nur sich selbst. Sie können es sich durch einen Stuhl oder eine Matte, ein Yogakissen und eine Decke bequemer machen, aber es geht auch ohne. Sie können auch eine Kerze anzünden, das ist immer eine angenehme Energie. Ziehen Sie sich bequeme Kleidung an, die nirgends einengt oder drückt.

Welche Haltung hat man beim Meditieren?

Sie können aufrecht im Sitzen oder im Liegen meditieren – je nachdem was für Sie angenehmer ist.

5. Atmung

Atem heißt Leben. Atem ist das Erste, womit das Leben beginnt, und das Letzte, wenn es beendet ist.

Ohne Atmung können wir nur wenige Minuten leben. Bei fehlender Sauerstoffzufuhr zum Gehirn treten bereits nach einigen Sekunden Schwindel und zunehmende Bewusstseinstrübung, nach vier Minuten bereits bleibende Gehirnschäden auf. Von einer richtigen Atmung hängen alle Funktionen unseres Körpers ab. Jede Zelle unseres Körpers braucht Sauerstoff und durch tiefes Atmen wird der Körper mit ausreichend Sauerstoff versorgt. Dadurch bleiben die Zellen jung und frisch, gesund und leistungsfähig. Denn auch die Lunge gehört zu den Entgiftungsorganen und trägt somit zur Stabilität des Säure-Basen-Haushalts bei.

Vertiefen Sie die Atmung bewusst und werden dadurch ruhiger. Denn bei Anspannung und Hetze atmen wir viel zu flach und schnell. Wird dies zum Dauerzustand, werden wir immer kurzatmiger. Mit jedem Einatmen nehmen wir Lebensenergie auf.

Ausatmen = alte Gifte raus
Einatmen = neue Energie rein

Atmen Sie richtig tief aus, da bei einer zu kurzen Atmung viele Schadstoffe im Körper bzw. im Blut bleiben.

Was passiert bei zu kurzer Atmung?

Bei zu kurzem Atmen kommt es zu einer Konzentration von Kohlendioxid im Blut und damit zu einer Übersäuerung. Auch Rauchen und Stress führt zu einer kurzen Atmung. Mangelnde Energie und vorzeitige Zellalterung können dann die Folgen sein.

Wie atmen Sie richtig?

Nach einer tiefen Ausatmung sollte stets eine Atempause folgen. Das entspannt. Dann wieder einatmen. Versuchen Sie mal einige Minuten nur 4-6 Mal in der Minute ein- und auszuatmen. So sind Sie dann wieder vollkommen entspannt. Grundsätzlich sollte durch die Nase ein- und ausgeatmet werden. Die Nasenatmung schützt das Atemsystem, weil die Luft gefiltert, befeuchtet und erwärmt wird. Atmen Sie täglich 10 Minuten frische Luft ein und aus. Atmen Sie entspannt, rhythmisch und bewusst ein und aus. Sie werden anschließend feststellen, dass es Ihnen nun viel besser geht.
Eine ausreichende Versorgung mit Sauerstoff ist eine wichtige Voraussetzung für Ihre Gesundheit.

Welche Aufgabe hat die Atmung?

- Regulierung des Herz-Kreislaufs
- Sauerstoffversorgung
- Abbau von Fettzellen — Sauerstoff ist der Motor für den Fettstoffwechsel
- Entgiftung
- Kraft- und Energiespender

6. Singen

Singen ist richtig gesund und bedeutet tief atmen. Sie werden dadurch in einen „leichten Rausch" versetzt, denn durchs tiefere Einatmen erhöht sich das Kohlendioxid in unserem Blut. Früher haben die Menschen bei ihrer Arbeit gesungen. Beim Singen entstehen Vibrationen, welche die Vitalität des Menschen fördern. Singen löst Glücksgefühle aus. Gleichzeitig wirkt der Gesang auch beruhigend, da unsere Stress- und Aggressionshormone Testosteron und Cortisol in viel geringerer Konzentration ausgeschüttet werden. Singen aktiviert außerdem noch unser Immunsystem, da der Körper mehr Immunglobulin-A produziert und ausschüttet. Bakterien und Viren kommen an diesem Stoff nur schwer vorbei — ein idealer Schutz vor Infektionen.

7. Lachen

Wer eine Minute lacht, fühlt sich danach so erfrischt, als ob er 45 Minuten lang ein Entspannungstraining absolviert hätte. Das haben Lachforscher herausgefunden.

Wie oft lachen Sie?

Durchschnittlich lacht ein Deutscher laut Studienergebnissen rund 6 Minuten am Tag. Vor 40 Jahren war es noch 3 Mal so lang. Erwachsene Menschen lachen im Durchschnitt 15 Mal am Tag, während Kinder es 400 Mal tun.

Was bewirkt das Lachen?

- Lachen (auch Gähnen) bringt Sauerstoff in die Lunge und das Gehirn
- Stresshormone Adrenalin und Cortisol werden im Körper abgebaut
- Glückshormone entstehen
- das Immunsystem wird gestärkt
- Schmerzstillende körpereigene Substanzen werden freigesetzt
- neuer Lebensmut
- Spannungen lösen sich
- Heilungsprozesse bei Krankheiten werden gefördert
- Ängste werden gemildert
- Verdauung wird angeregt durch die Massage des Magen-Darm-Bereichs durch das Zwerchfell
- Kreislauf wird aktiviert durch einen kurzfristigen Anstieg des Blutdrucks
- Gesichtsmuskeln werden entspannt

„Jeder Tag, an dem du nicht lächelst, ist ein verlorener Tag."
(Charlie Chaplin)

8. Sex

Sex ist ein natürlicher Bestandteil des Lebens und macht nicht nur Spaß, sondern ist darüber hinaus auch noch gesund. Ärzte empfehlen eine Häufigkeit des Geschlechtsverkehrs von etwa 3-4 Mal wöchentlich. Diese Empfehlung ist inzwischen allgemein anerkannt.

Erregung und Orgasmus lassen die Hormondrüsen auf Hochtouren arbeiten. Der gesamte Organismus wird angespannt und danach zutiefst entspannt.

Durch diese Entspannungstechniken können Sie besser zu Ihrer inneren Mitte kommen. Die innere Mitte verschafft Glück, Zufriedenheit und Wohlbefinden.

Welche Mineralstoffe nach Dr. Schüßler helfen zu Entspannen?

➢ Nr. 2 Calcium phosphoricum
➢ Nr. 3 Ferrum phosphoricum
➢ Nr. 5 Kalium phosphoricum
➢ Nr. 7 Magnesium phosphoricum (Hauptmittel zum Entspannen)
➢ Nr. 8 Natrium chloratum

Wichtig:

Also nichts wie entspannen!!! Wie Sie sehen, gibt es viele Methoden, aber tun Sie es. Und ganz hilfreich ist zusätzlich noch, wenn Sie die Schüssler Salze einnehmen, vor allem Nr. 7 Magnesium phosphoricum.

11. Schlaf

Was bedeutet gesunder Schlaf?

„Ein krankes Bett ist das sicherste Mittel, die Gesundheit zu ruinieren."
Paracelsus (1493-1541)

Die Weltgesundheitsorganisation (World Health Organisation) bestätigt: *„Nicht erholsamer Schlaf ist ein Risikofaktor für viele chronische Krankheiten!"* Die Schlafqualität ist demzufolge ein Gradmesser für das Wohlbefinden und Zusammenwirken unserer Körper-Geist-Seele-Einheit. Denn viele Beschwerden und Gesundheitsstörungen zeigen sich durch Schlafstörungen und umgekehrt sind viele Erkrankungen eine Folge des gestörten Schlafes.

Warum braucht unser Körper Schlaf?
Schlaf ist ein sehr wichtiger Teil des Lebens, wir verbringen ca. 1/3 mit schlafen. Schlaf sorgt für wichtige Reparaturarbeiten im Körper. Das Immunsystem arbeitet auf Hochtouren, das Gehirn schüttet Wachstumshormone aus und baut neue Zellen auf.

Welche Einflussfaktoren können den Schlaf stören?
- Stress
- Zeiten von Umbrüchen im Leben
- Störung des Tag-Nacht-Rhythmus
- Schmerzen
- Krankheit
- Lärm, Luftverschmutzung und Elektrosmog
- Wechseljahre

Mit zunehmendem Alter verändert sich auch unser Schlaf. Der Grund ist bei Frauen das Absinken des Östrogenspiegels. Dieser führt zu Hitzewallungen, und die stören die Nachtruhe erheblich.

Wie viel Schlaf brauchen wir?
Professor Dr. Riemann, Schlafforscher an der Universität Freiburg, sagt zur Schlafdauer:
„Die benötigte Schlafdauer ist individuell verschieden und liegt zwischen 5 und 10 Stunden pro Nacht."

Zwar schlafen ca. 50% der schlafgesunden Bevölkerung laut Umfragen tatsächlich im Durchschnitt 7-8 Stunden, es gibt aber auch Menschen, sog. Kurzschläfer, die sich bereits nach 4-5 Stunden erholt und frisch fühlen, während Langschläfer erst nach 9-10 Stunden subjektiv zufrieden sind. Tatsächlich ist es so, dass Kurzschläfer pro Nacht genau so viel Zeit im wichtigen Tiefschlaf verbringen wie normale 8-Stunden-Schläfer.

Ein Mittagsschlaf von 30 Minuten an 3 Tagen pro Woche soll wahre Wunder wirken. Wer nachts schlecht schläft, sollte sich allerdings tagsüber maximal 20 Minuten hinlegen.

Schlafphasen

Welche Schlafphasen gibt es?

Stadium I – das Einschlafstadium
Leichter Schlaf kurz nach dem Einschlafen. Die Muskelspannung wird reduziert, und das bewusste Wahrnehmen der Umgebung entschwindet langsam.

Stadium II – der Schlafbeginn
Die Augen sind bereits ruhig und die Augenlider aktiv geschlossen.

Stadium III – Übergang in den Tiefschlaf

Stadium IV – der Tiefschlaf
Es ist die tiefste Schlafphase, entsprechend desorientiert und verschlafen wirken Schläfer, die jetzt geweckt werden. In dieser Schlafphase treten jedoch Phänomene wie Schlafwandeln und Sprechen im Schlaf auf.
Die Trennung zwischen den Stadien III und IV ist nicht eindeutig festgelegt, so dass diese oftmals zusammen betrachtet werden.

Stadium V – der REM-Schlaf (engl. rapid eye movement)
Den Namen hat die Phase von den nun auftretenden schneller Augenbewegungen. Er wird auch als Traumschlaf bezeichnet.

Sind Sie eine Eule oder eine Lerche?
Die Schlafforschung kennt eine offizielle Einteilung in Eulen und Lerchen. Die „Lerchen" sind morgens um 6 Uhr wach, gehen aber gern um 22 Uhr ins Bett. Die „Eulen" sind vor 9 Uhr kaum ansprechbar, blühen aber ab 21 Uhr so richtig auf. Die meisten Europäer glauben, dem Typ „Eulen" zu entsprechen.

Welches Hormon wird im Schlaf gebildet?
Es wird das Hormon Melatonin gebildet, das fast nur nachts bei Dunkelheit produziert wird, damit wir durchschlafen und nicht ständig aufwachen.
Auch wenn die Tage kürzer und dunkler werden, wird mehr Melatonin produziert als im Sommer. Denn sobald Licht auf die Netzhaut der Augen fällt, wird kein Melatonin produziert.

Melatonin – das Schlafhormon

Was ist Melatonin?
Melatonin ist ein Hormon, das von der Zirbeldrüse (Epiphyse) – einem Teil des Zwischenhirns – aus Serotonin produziert wird und den Tag-Nacht-Rhythmus des menschlichen Körpers steuert. Außerdem ist Melatonin ein Antioxidans, also ein wirkungsvoller Zellschutz. Melatonin ist bei der Regulation vieler anderer Hormone beteiligt, z.B. Serotonin, Testosteron, Östrogen und Cortisol.

Wo wird Melatonin gebildet?
Es wird im Darm und in der Netzhaut des Auges gebildet und in der Zirbeldrüse unter dem Einfluss von Dunkelheit freigesetzt. Die Melatoninkonzentration steigt in der Nacht um den Faktor zehn an, und die höchste Melatonin-Ausschüttung ist ca. gegen 4 Uhr morgens erreicht. Sobald die Netzhaut wieder Licht empfängt, wird die Melatonin-Produktion runtergefahren.

Welche Aufgaben hat Melatonin?
- Steuerung von Tag-Nacht-Rhythmus und Schlafrhythmus
- Zellschutz als Antioxidans – Schutzhormon für die Zelle
- Steuerung vieler Hormone
- Produktion vieler wichtiger Enzyme, z.B. Glutathion
- Cholesterin und LDL senkende Wirkung
- Anti-Aging-Mittel – also „Schönheit im Schlaf"
- Hemmung des Krebswachstums. Wenn die Ausschüttung von Melatonin nachts reduziert wird, dann wird das Krebswachstum forciert.

Was hilft, wenn der Tag-Nacht-Rhythmus aus dem Gleichgewicht ist?
Muss man seinen Rhythmus umstellen, so kann man das Schüssler Salz Nr. 25 Aurum chloratum natronatum einnehmen. Dieses Mineralsalz ist für den Tag-Nacht-Rhythmus zuständig.

Was kann bei einem zu niedrigen Melatoninspiegel passieren?
Bei einem zu niedrigen Melatoninspiegel können Sie Schlafstörungen bekommen. Mit zunehmendem Alter produziert der Körper weniger Melatonin, die durchschnittliche Schlafdauer nimmt ab und Schlafprobleme treten gehäuft auf.

Welche Ursachen kann ein niedriger Melatoninspiegel im Blut haben?

- lange Tageslichtphasen (Sommer) bzw. lange Lichtphasen abends (Licht, Fernseher, Computer)
- Serotoninmangel
- bestimmte Medikamente (z.B. Betablocker, Acetylsalicylsäure)
- koffeinhaltige Getränke (Kaffee, schwarzer/grüner Tee, Energydrinks)
- Tabak
- Alkohol
- intensiver Sport am Abend
- Stress

Wie kann ich den Melatoninspiegel testen lassen?

Der Arzt kann Ihren Melatoninspiegel durch Blutabnahme (hierzu muss in der Nacht jede Stunde Blut abgenommen werden) oder durch einen Speicheltest (Speichelprobe zwischen 1 und 3 Uhr nachts nehmen) oder durch Untersuchung des Morgenurins ermitteln.

Wie wird die Bildung von Melatonin gehemmt?

1. Strahlung am Schlafplatz

Eine Strahlung am Schlafplatz wirkt wie Licht und behindert die Bildung von Melatonin.

Seit Beginn der 90er Jahre ist mehrmals in Versuchsreihen nachgewiesen worden, dass die Produktion von Melatonin durch den Einfluss elektrischer und magnetischer Wechselfelder erheblich gehemmt wird. Dies zählt heute zur häufigsten Ursache von funktionellen Schlafstörungen. Elektrosmog kann unter anderem die Ausschüttung des Hormons Melatonin stören, welches wir zum Einschlafen und Durchschlafen benötigen.

Elektromagnetische Strahlungen, Erdstrahlen und Wasseradern können den Schlafplatz erheblich belasten und zu Erkrankungen führen, wie z.B. Schlafstörungen, Kopfschmerzen, Rückenschmerzen, Nieren- und Gallensteinen, Tagesmüdigkeit bis hin zu vielen chronischen Beschwerden wie Migräne, Rheuma und auch schweren Erkrankungen wie Krebs-Erkrankungen, schreibt Freiherr von Pohl in seinem Buch „Erdstrahlen als Krankheits- und Krebserreger".

2. Reichhaltige Mahlzeiten am späten Abend

Auch reichhaltige Mahlzeiten am späten Abend stören die Melatoninbildung, während ein Nahrungsentzug zu einem höheren Melatoninspiegel führt.

3. Schichtarbeit und Fernreisen

Bei Schichtarbeit und bei Fernreisen (Jetlag) kann der Melatoninhaushalt durch die Zeitumstellung gestört werden.

Was können Sie bei einem Melatoninmangel machen?

1. Essen vor 18 Uhr

Essen Sie vor 18 Uhr ein leichtes Abendessen hauptsächlich aus Kohlenhydraten. Kohlenhydrate stimulieren die Insulinausschüttung, welche die Aufnahme von Tryptophan (Aminosäure) im Gehirn fördert, was in Serotonin umgewandelt wird und dieses wiederum in Melatonin.

2. Dinner-Cancelling

Ein gelegentliches abendliches Fasten (Dinner-Cancelling) kann daher auch bei Schlafstörungen mitunter sinnvoll sein. Interessanterweise steigt auch die Ausscheidung des Melatonins im Darm während einer kurzzeitigen Hungerphase und während der Kalorienrestriktion an. Dies führt zu einer Anhebung des Melatoninspiegels im Blut (siehe Kapitel „Dinner-Cancelling").

3. Entfernung aller Elektrogeräte aus dem Schlafzimmer

Deshalb entfernen Sie alle Elektrogeräte (Funkwecker, Handy, Fernseher) aus Ihrem Schlafzimmer, oder lassen Sie sich einen Netzfreischalter einbauen, der beim Ausschalten von Elektrogeräten jeglichen Stromfluss in der Leitung unterbindet.

4. Stress abbauen

Entspannen Sie sich, und bauen Sie den Stress ab, denn der Gegenspieler des Melatonins ist das Stresshormon Cortisol. Wird zu viel Cortisol ausgeschüttet, hat es das Melatonin schwer, und Sie können nicht einschlafen und auch nicht durchschlafen.

5. Einnahme der Schüssler Salze

Nehmen Sie abends das Schüssler Salz Nr. 7 Magnesium phosphoricum (10 Tabletten) oder als „heiße Sieben" (s. Kapitel „Schüssler Salze") ein. Zusätzlich können Sie Nr. 2 Calcium phosphoricum (5-10 Tabletten) einnehmen.

Serotonin – das Glückshormon

Was hat Serotonin mit Melatonin zu tun?
Serotonin ist Vorläufer des Hormons Melatonin, welches vor allem für einen guten Schlaf verantwortlich ist. Ohne Serotonin ist kein Einschlafen möglich.

Was ist Serotonin?
Serotonin ist ein Gewebshormon und Neurotransmitter (Botenstoff im Gehirn). Es wird aufgrund seiner Wirkungen auf die Stimmungslage im Volksmund oft als „Glückshormon" bezeichnet, dazu gehören auch die Hormone Dopamin und Noradrenalin.

Wo ist im Körper die größte Menge an Serotonin?
Die größte Menge (ca. 97%) an Serotonin wird im Magen-Darm-Trakt gespeichert, im Gehirn (1%) und im Blut (2%).

Wie lässt sich der Gehalt an Serotonin beeinflussen?
Der Gehalt an Serotonin im Darm lässt sich durch die Ernährung beeinflussen, der Gehalt im Gehirn nicht, da Serotonin nicht die Blut-Hirn-Schranke überwinden kann. Um die Serotoninkonzentration im Gehirn zu erhöhen, bleibt nur die körpereigene Erhöhung von Serotonin und der Verfügbarkeit des im Gehirn vorhandenen Serotonins. Dies kann durch Bewegung, Lichttherapie und Vermeidung von Störungen der „Inneren Uhr" erreicht werden.

Wann wird Serotonin gebildet?
Es wird bei Helligkeit und vermehrt in den Sommermonaten gebildet.

Welche Funktionen erfüllt Serotonin?
- Steuerung des Schlaf-Wach-Rhythmus
- Stimmungsaufheller und Antriebssteigerung
- Verminderung von Schmerzempfinden
- Verminderung von Zwang- und Suchtverhalten, z.B. Essstörungen, Nikotin- und Alkoholsucht und Appetitkontrolle
- Verminderung von Angst- und Panik-Attacken
- Regulation von Konzentration und Merkfähigkeit

Durch welches Lebensmittel lässt sich der Serotonin-Spiegel erhöhen?

Ein Konsum serotoninreicher Lebensmittel, wie z.B. Schokolade, Walnüsse, Banane, Ananas, Kiwi und Kakao, führt jedoch nicht wegen des enthaltenen Serotonins zu einer stimmungsaufhellenden Wirkung. Vielmehr bewirken die aufgenommenen Kohlenhydrate eine vermehrte Produktion und Ausschüttung von Neurotransmittern im Gehirn, die zu dieser Wirkung führen.

Welche Lebensmittel hemmen die Bildung von Serotonin?

Proteinreiche Lebensmittel wie Fleisch- und Milchprodukte und Kaffee hemmen die Produktion.

Welche Wirkung hat Serotonin auf den Appetit und somit auch auf den Schlaf?

Serotonin ist ein Appetithemmer. Wenn der „Bauch" nicht so voll ist, können Sie besser schlafen. Bei Übergewichtigen wurde ein niedriger Serotoninspiegel festgestellt.

Wie können Sie die Bildung von Serotonin stimulieren?

Bewegung, Bewegung und nochmal Bewegung! Serotoninmangel ist für Sportler ein Fremdwort.

Wie können Sie den Serotoninspiegel natürlich erhöhen?

Verlieben Sie sich. Es gibt keine bessere Maßnahme als sich (glücklich) zu verlieben, um den Serotoninspiegel ansteigen zu lassen. Serotonin verbessert auch die Sexualität.

Wann sollten Sie Ihren Serotonin-Wert bestimmen lassen?

Wenn Sie anfallsweise Hitzewallungen, Rötungen im Gesicht und am Hals, Herzjagen, Schwitzen, schubweise starke Bauchschmerzen, Durchfall und Gewichtsverlust haben.

Wie können Sie das Serotonin messen?

Sie können dieses Hormon über einen Speicheltest bestimmen lassen.

Schlafstörungen

Wann spricht man von einer echten Schlafstörung?

Von einer „echte Schlafstörung" (Insomnie) spricht man erst dann, wenn der Zustand der Schlaflosigkeit über einen Monat andauert und dabei öfter als 3 Mal pro Woche auftritt.

Es gibt 3 verschiedene Arten von Schlafstörungen:

- Einschlafstörungen
- Durchschlafstörungen
- vorzeitiges Erwachen

Sonderformen einer Schlafstörung sind die sog. Hypersomnien (Tagesschläfrigkeit), die Parasomnien (Schlafwandeln) und das Schlafapnoe-Syndrom (Atemaussetzer während des Schlafs).

Gesunder Schlaf

Was können Sie für einen gesunden Schlaf tun?

- Sorgen Sie für frische Luft in den Schlafräumen.
- Abdunkelung des Schlafzimmers
- Sorgen Sie für die richtige Raumtemperatur von 14°-18°C.
- Schlafen Sie auf einem metallfreien Bett, einer guten Matratze und in schöner Bettwäsche.
- Keinen Spiegel, Funkwecker und Fernseher im Schlafzimmer.
- Netzfreischaltung bietet Schutz vor elektromagnetischen Strahlungen.
- Bewegen Sie sich tagsüber.
- Alkohol und Rauchen vor dem Schlafen stören den Schlaf. Auch Kaffee, schwarzer und grüner Tee und Cola können den Schlaf stören, da Koffein und Teein Herz und Kreislauf stimulieren.
- Essen Sie nicht zu spät und nicht zu reichlich. Ein aktiver Darm stört beim Einschlafen. Im Schlaf halten wir es mindestens acht Stunden ohne Essen aus, da das Hormon Leptin ausgeschüttet wird. Es sorgt für das Sättigungsgefühl.
- Ein Abendspaziergang wirkt oft Wunder.
- Nehmen Sie Uhren, Schmuck, Ketten und Ringe ab.
- Lesen Sie im Bett, dies macht einen oft sehr schnell müde.
- Sex mit Ihrem Liebsten entspannt und lässt Sie dann schnell einschlafen.
- Schlafen vor Mitternacht ist wertvoll für die Nerven und das Hormon Melatonin.
- Einnahme der Mineralstoffe nach Dr. Schüßler

Sie können auch beten!

Bedanken Sie sich für den Tag, und beten Sie mit eigenen Worten oder beten Sie ein Gebet. Diese dankenden Worte können Sie zu schnellem Schlaf führen.

Hier noch ein Gebet, das eigentlich ein Kindergebet ist. Wenn Sie die Worte des Gebetes aussprechen, achten Sie auf das Gefühl, das Sie dabei bekommen.

14 Engel
Abends wenn ich schlafen geh
vierzehn Engel um mich stehn
zwei zu meiner Rechten
zwei zu meiner Linken
zwei zu meinen Häupten
zwei zu meinen Füßen
zwei, die mich decken
zwei, die mich wecken
zwei, die mich führen
ins himmlische Paradies
Amen

Welche Mineralstoffe unterstützen den Schlaf?

➢ Nr. 7 Magnesium phosphoricum – Stress ist einer der Hauptgründe, warum man schlecht schläft – das Mineralsalz gegen Stress, zur Muskelentspannung (z.B. Wadenkrämpfe,) und einen guten Schlaf. Nehmen Sie vor dem Schlafen gehen die „heiße Sieben" (s. Kapitel „Schüssler Salze") oder von der Nr. 7 Magnesium 10 Tabletten ein.
➢ Nr. 2 Calcium phosphoricum – zur willkürlichen Muskelentspannung
➢ Nr. 11 Silicea bei Muskelzucken vor dem Einschlafen

Gute Nacht!

12. Krankheit

Man muss nicht erst krank sein, um gesund zu werden!

Wie alt kann unser Körper werden?

Unser Körper ist dafür geschaffen, etwa 130 Jahre alt zu werden. Es ist unsere Lebensweise, die uns vorzeitig altern oder krank werden lässt und unseren Tod beschleunigt. Übersäuerung ist die Grundlage der meisten Krankheiten. Der Anfang einer Krankheit ist eine Übersäuerung des Körpers.

Was bedeutet Krankheit?

Krankheit ist die Störung der Funktion eines Organs, der Psyche oder des gesamten Organismus. Jede Krankheit hat eine Ursache. Es gibt keine Krankheit, die grundlos auftritt.

Auf der körperlichen Ebene beginnt Krankheit oft mit Übersäuerung und der damit verbundenen Erschöpfung lebenswichtiger Mineralstoffdepots. Die Säurebelastung ist dem Menschen ins Gesicht geschrieben, z.B. Tränensäcke, Pigment- und Altersflecken, Haarausfall, faltige Haut, lockere Zähne und so weiter.

Was sagte Dr. Schüßler zu Krankheiten?

„Die Krankheiten entstehen durch Störungen im Mineralstoffhaushalt und können durch Einnahme der Mineralsalze wieder geheilt werden. Gesundheit ist das quantitative Gleichgewicht der einzelnen Mineralsalze."

Was sagte Sebastian Kneipp zu Krankheiten?

„Auch wenn der Vater aller Krankheiten nicht bekannt ist, die Mutter ist allemal die Ernährung."

Warum erkranken immer mehr Menschen trotz des Fortschritts der medizinischen Forschung?

Trotz medizinischen Fortschritts erkranken heute immer mehr Menschen an immer mehr Krankheiten. Der Grund dafür ist, dass die medizinische Wissenschaft sich überwiegend mit der Behandlung der Krankheiten befasst und die Erforschung der Ursachen außer Acht lässt.

Was ist eine chronische Krankheit?

Eine Erkrankung ist als chronisch zu bezeichnen, wenn sie lange andauert und nur schwer oder gar nicht geheilt werden kann.

Welche chronischen Krankheiten gibt es?

Koronare Herzkrankheit, Asthma, Parkinson, Brustkrebs, Diabetes mellitus, Multiple Sklerose, Schlaganfall, Alkoholismus, Demenz, Epilepsie, Gicht, Rheuma, Morbus Crohn (entzündliche Darmerkrankung) – dies sind nur einige Beispiele.

- Fast 20% aller Bundesbürger gelten als chronisch krank. Fast alle haben Angehörige, Freunde oder Bekannte mit solchen Krankheiten.
- 19. Jahrhundert: 80% aller Menschen starben an Infektionskrankheiten; 1930: knapp 50%; 1980: nur noch 1%.
- Heute: Über 80% aller Menschen leiden und sterben an chronischen Krankheiten wie bösartigen Tumoren, Bluthochdruck, Bronchialleiden, Leberzirrhose, Diabetes, Arteriosklerose.
(Quelle: Pflegewiki)

Wie können Sie sich vor Krankheit schützen?

Durch Präventionsmaßnahmen können Sie sich vor Krankheiten schützen. Diese sind u.a.

- gesunde Ernährung
- mit Hilfe von Mineralstoffen nach Dr. Schüßler
- Bewegung
- Schlaf
- Entgiftung durch Ausgleich des Säure-Basen-Haushalts
- gute Verdauung
- Liebe ist die beste Medizin

„Damit es nicht erst kommt zum Knackse erfand der Mensch die Prophylaxe. Doch beugt sich der Mensch, der Tor, lieber der Krankheit, als ihr vor."
(Eugen Roth)

Was bedeutet Prävention?

Das Ziel der Prävention (lat. *praevenire* = zuvorkommen, verhüten) ist, die Krankheiten zu vermeiden, zurückzudrängen oder ganz auszuschalten.

Auslöser von chronischen Erkrankungen nach Dr. Peter-Hansen Volkmann

1. Fehlernährung
Fehlernährung mit Fast Food, Chips, Schokolade etc. sowie Antibiotika, die eine gesunde Darmfunktion und Verdauung stören.

2. Fehlbesiedelung
Langjährige Fehlbesiedelungen des Darmes mit Heliobacter (Magenkeim), Candida (Hefepilz) usw. – die Keime und ihre Stoffwechselgifte belasten die Funktionsfähigkeit des Darmes, so dass es zu Fehlverdauung und Aufnahmestörungen aus dem Darm kommt.

3. Fehlversorgung
Selbst gesunde Biokost ist inzwischen durch sauren Regen relativ verarmt an essentiellen Substanzen, noch mehr gilt das für unreif geerntetes Obst und Gemüse aus fernen Ländern.

Welche Schüssler Salze helfen bei Krankheiten?
Je nachdem, welche Krankheit Sie haben, können Ihnen die Schüssler Salze sehr gut helfen. Denn wenn der Körper einen Mineralstoffmangel hat, kann er durch die Einnahme der richtigen Mineralsalze wieder geheilt werden.
Ist die Zelle gesund, ist der Mensch gesund. Und die Schüssler Salze können die Zellen wieder heilen, so Dr. Schüßler.

Wichtig:
Jede Krankheit ist ein Mineralstoffmangel der Zelle. Krankheit entsteht erst durch das Ungleichgewicht dieser Mineralsalze.
Je länger eine Erkrankung dauert, desto länger ist der Weg zur Gesundheit. Also haben Sie etwas Geduld mit der Gesundheit. Die Krankheit ist ja auch nicht von heute auf morgen gekommen.

Eiweißspeicherkrankheit

Was ist eine Eiweißspeicherkrankheit?
Eine Eiweißspeicherkrankheit entsteht infolge von Eiweißablagerungen in Binde- und Stützgeweben sowie an den Wänden der Blutgefäße.

Wenn Sie zu viel essen, dann wird der Nährstoffüberschuss im Bindegewebe gespeichert. Die Fettzellen speichern überschüssige Fette, Kohlenhydrate und überschüssiges Eiweiß. Wenn Sie essen, obwohl Sie von der letzten Mahlzeit noch satt sind, dann nehmen die Zellen der Organe keine Nahrung auf. Vom Darm strömen aber Nährstoffe der überschüssigen Mahlzeit ins Blut und ins Gewebe.

Das Maß der Eiweißkonzentration ist der Hämatokrit. Mit Steigerung des Hämatokrit über 42% beginne die Eiweißspeicherkrankheit, die spätere Arteriosklerose (Arterienverkalkung), sagt Prof. Lothar Wendt in seinem Buch „Die Eiweißspeicherkrankheiten".

Welches sind die ersten Anzeichen für eine Eiweißspeicherkrankheit?
Die ersten Anzeichen der Eiweißspeicherkrankheit sind Gewichtszunahme und ein erhöhter Hämatokrit. Eine Eiweißspeicherkrankheit legt den Grundstein für die Entwicklung von vielen Krankheiten.

Was ist der Hämatokrit?
Der Hämatokrit ist der Anteil aller festen Blutbestandteile im Gesamtblut, also der roten und weißen Blutkörperchen (Erythrozyten und Leukozyten) sowie der Blutplättchen (Thrombozyten). Der Hämatokrit ist ein Maß für die Eiweißkonzentration und Zähflüssigkeit (Viskosität) des Blutes.

Wie ist der Normalwert?
Der Hämatokrit bei einem gesunden Menschen liegt laut Prof. Lothar Wendt zwischen 35-42%, ab 42% beginne die Eiweißspeicherkrankheit, wobei der normale Wert eines Gesunden bei 35-40% und der obere Normwert bei 42% liegen würde. Bei einem Wert von 49% ist das Risiko eines Herzinfarktes mehr als doppelt so hoch wie bei einem Hämatokrit von 42%.

Der Hämatokrit lag in Deutschland vor und während des 2. Weltkrieges bei 37-39%. Nach dem 2. Weltkrieg wurde der Hämatokrit-Wert erhöht. Siehe auch im Pschyrembel (Medizinisches Wörterbuch), dort ist der Wert bei Männern zwischen 40-52% und bei Frauen zwischen 37-47% angegeben. Dieser Wert ist aber laut Prof. Wendt eindeutig zu hoch.

Wann kann der Hämatokrit zu hoch sein?

Bei einer Zunahme der roten Blutkörperchen (Polyglobulie) mit entsprechender Steigerung des Hämatokrits und der Blutviskosität (Bluteindickung) kann der Hämatokrit zu hoch sein. Die Bluteindickung verursacht Durchblutungsstörungen.

Warum wird der Hämatokrit erhöht?

Durch zu viel Eiweiß in Form von Fleisch, Fisch, Eiern, Milch, Käse aber auch durch Weißmehl und Zucker erhöht sich der Hämatokrit. Wer regelmäßig tierische Eiweiße zu sich nimmt, führt seinem Körper ständig ein Übermaß an Eiweißen zu. Der Organismus gerät in eine Übersäuerung (s. Kapitel „Säure-Basen-Haushalt"). Die Fähigkeit des Körpers, tierische Eiweiße zu verarbeiten ist grundsätzlich sehr begrenzt. Ein gesunder Darm kann nur ca. 100 g/pro Tag tierischer Produkte problemlos verwerten. Die tägliche Eiweißmast kann nur in einer gesundheitlichen Katastrophe enden. Die Eiweißspeicherkrankheit ist vorprogrammiert.

Auch unsere Organe leiden unter zu viel Eiweiß. Organe sind nicht in der Lage, große Eiweißmengen zu verstoffwechseln und auszuleiten, so dass sie im Bindegewebe zwischengelagert werden müssen, um keinen größeren Schaden anzurichten. Da die Eiweißflut über die tägliche Nahrung kein Ende nimmt, ist das Bindegewebe irgendwann gefüllt und kann seinen eigentlichen Aufgaben, die Zellen mit Sauerstoff zu versorgen, Nährstoffe einzulagern und Schadstoffe abzugeben, nicht mehr nachkommen (s. Kapitel „Bindegewebe").

Wie wird der Hämatokrit festgestellt?

Bei einer Blutuntersuchung wird der Hämatokrit im kleinen Blutbild festgestellt. Bitte prüfen Sie bei der Blutuntersuchung immer den Hämatokrit-Wert!

Wie können Sie den Hämatokrit senken?

Durch Eiweißfasten und Aderlass können Sie den Hämatokrit senken. (s. Kapitel „Heilfasten und Aderlass").

Wo wird das Eiweiß gespeichert?

Das Eiweiß wird im Bindegewebe und in den Kapillaren (kleinste Blutgefäße) gespeichert. Die Kapillaren bilden ein feines Netzwerk in den Organen und Geweben des Körpers und ermöglichen den Stoffaustausch zwischen Blut und Gewebe.

Wann beginnt die Eiweißspeicherung?

Die Eiweißspeicherung beginnt frühestens mit der Beendigung des Wachstums.

Welche Krankheiten können durch den Eiweißspeicherüberschuss entstehen?

- Arteriosklerose
- Arthrose
- Bluthochdruck
- Herzinfarkt
- Schlaganfall
- Gicht
- Rheuma
- Polyglobulie (Zunahme der roten Blutkörperchen = Erythrozyten)
- Cellulite (s. Kapitel „Bindewebe")

Das tierische Eiweiß kann zu den o.g. Krankheiten führen. Bei Vegetariern wurde noch keine Eiweißspeicherkrankheit festgestellt. Mit vegetarischer Kost werden die überfüllten Eiweißspeicher abgebaut. Vegetarisches Eiweiß (z.B. Erbsen, Linsen, Kichererbsen) führt nicht zu Eiweißspeicherkrankheiten. Die Kartoffel eignet sich z.B. optimal für eine Eiweißabbaudiät.

Wie kann man die Eiweißspeicherkrankheit therapieren?

Therapie bei Eiweißspeicherkrankheiten nach Prof. Lothar Wendt:

1. Eiweißentzug

Drei Wochen Null-Diät bei Vitamin- und reichlicher Flüssigkeitszufuhr oder 1-3 Monate strenges tierisches Eiweißfasten.
Dadurch wird der tägliche Eiweißbedarf aus dem Eiweißspeicher genommen.

2. Aderlass

Durch wiederholte Aderlässe kann man die Eiweißspeicherentleerung stark beschleunigen. Es ist empfehlenswert, die Therapie des überfüllten Eiweißspeichers immer mit Eiweißfasten und Aderlass zusammen zu beginnen, weil dies die wirksamste Therapie ist. Markumar (gerinnungshemmendes Medikament) bewirkt eine Verhinderung der Blutgerinnsel, das Blut wird aber nicht verdünnt.

Nur mit Aderlässen und Eiweißfasten könne das Blut verdünnt und die Eiweißspeicherkrankheit geheilt werden, so Prof. Wendt.

3. Diätanweisungen nach Prof. Wendt

- 2-3 Mahlzeiten täglich. Mindestens eine der täglichen Mahlzeiten soll vegetarisch sein.
- 1 Tag in der Woche dürfen nur vegetarische Mahlzeiten verzehrt werden.
- 1 Monat im Jahr nur vegetarisch essen.

4. Zwischen den Mahlzeiten nichts essen, nur trinken, damit die Zellen hungrig sind, wenn die nächste Mahlzeit kommt. Bei Hunger zwischen den Mahlzeiten kann man einen Apfel essen.

5. Entsäuerung

Nach einer reichlichen Fleischmahlzeit sollte man den Körper entsäuern.

Kann es bei Eiweißfasten zu einem Mangel an Eiweiß kommen?

Das Eiweißfasten bei Menschen mit Eiweiß überfüllten Stauspeichern führt zu keiner Zeit zu einem Eiweißmangel der Zelle, sondern wirkt nur eiweißabbauend auf die überfüllten Stauspeicher.

Wie können Sie den Eiweißspeicher bzw. Hämatokrit abbauen?

1. Eiweißarme Ernährung und kohlenhydratreiche Ernährung

2. Heilfasten. Ich empfehle Ihnen ein 3-wöchiges Heilfasten nach Buchinger mit gleichzeitiger Colon-Hydro-Therapie zum Entgiften des Darms (s. Kapitel „Heilfasten").

3. Aderlass. Wenn Sie auf den reichlichen Fleischgenuss nicht verzichten können, aber trotzdem gesund sein wollen, gehen Sie alle 3 Monate zur Blutspende oder zum Aderlass, und lassen Sie sich ca. 500 ml Blut abnehmen. Die menstruierende Frau braucht diese Blutabnahme nicht, erst in der Menopause.

4. Bewegung und Sport
s. Kapitel „Bewegung"

5. Sexualität. Auch der Geschlechtsverkehr wirkt sich beim Mann durch Eiweißverlust und Körperbewegung gesundheitsfördernd aus.

Welche Schüssler Salze können bei Eiweißspeicherkrankheiten helfen?

- ➢ Nr. 4 Kalium chloratum (Blutverdünnung)
- ➢ Nr. 8 Natrium chloratum (Bluthochdruck)
- ➢ Nr. 9 Natrium phosphoricum (Übersäuerung)
- ➢ Nr. 23 Natrium bicarbonicum (Übersäuerung)
- ➢ Nr. 7 Magnesium phosphoricum (Herzstärkung)
- ➢ Nr. 10 Natrium sulfuricum (Entgiftung)
- ➢ Nr. 11 Silicea (Übersäuerung des Bindegewebes)
- ➢ Nr. 2 Calcium phosphoricum (Eiweißstoffwechsel und Eiweißabbau)
- ➢ Nr. 12 Calcium sulfuricum (Eiweißstoffwechsel und Eiweißabbau)

Wichtig:
Die Eiweißspeicherkrankheiten sind durch das Eiweißfasten heilbar. Achten Sie auf Ihren Hämatokrit-Wert, dass dieser nicht höher ist als 42%.

Krankheiten durch Fleisch

Warum kann man durch Fleisch krank werden?

Fleisch ist Eiweiß! Je mehr Proteine (Eiweiß) verzehrt werden, desto mehr Ammoniak – ein starkes Zellgift – entsteht. In der Zelle greift Ammoniak in die Energiegewinnung der Mitochondrien – Energiekraftwerke der Zelle – ein. Ammoniak blockiert die Zellatmung und führt zur Übersäuerung.

Welche Krankheiten können durch zu viel Fleisch entstehen?

Fleisch ist heute kein wichtiger Bestandteil der Nahrung mehr. Es sind viele Zivilisationskrankheiten wie Krebs, Gicht, Osteoporose, Herz-Kreislauf-Erkrankungen, Diabetes usw. dem hohen Fleischkonsum anzurechnen. Trotzdem wird immer noch geglaubt, dass Fleisch und Wurst besonders gesunde und hochwertige Nahrungsmittel sind. Wurst und Fleisch enthalten Pökelsalz und Phosphat. Das im Pökelsalz enthaltene Nitrit wird in unserem Körper in Nitrosamine umgewandelt. Diese Nitrosamine gelten als krebserregend.

Eine Langzeitstudie mit über 500.000 Teilnehmern zeigt, dass der übermäßige Verzehr von rotem Fleisch wie Schweine-, Rind-, Kalb-, Hasen-, Hirsch-, Schaf- oder Lammfleisch das Darmkrebsrisiko erhöht. Die European Prospective Investigation into Cancer and Nutrition (EPIC) fand heraus, dass täglich 100 g rotes Fleisch das Risiko für Darmkrebs um 49% erhöht. Amerikanische Forscher bestätigen das Ergebnis anhand von Daten von etwa 500.000 US-Bürgern. Außerdem steigt das Lungenkrebsrisiko um 20%, auch Bauchspeicheldrüsen- und Leberkrebs treten häufiger auf. Vermutlich ist der hohe Eisengehalt, obwohl für unseren Körper sehr wichtig, im Übermaß für die Bildung schädlicher Nitrosoverbindungen (chemische Verbindung) verantwortlich. Dadurch entstehen Schäden durch freie Radikale (s. Kapitel „Antioxidantien").
(Quelle: www.focus.de)

Die Schädlichkeit des Schweinefleisches

Was steht im Alten Testament über Schweine?

Im Alten Testament findet man die Speisegebote in 3. Mose 11 über reine und unreine Tiere (und 5. Mose 14). In Vers 7 steht dort, dass das Schwein ein unreines Tier ist. Und in Vers 8 kann man lesen, dass man deshalb von diesem Tier nichts essen soll.

„Nur diese sollt ihr nicht essen von den wiederkäuenden und von denen, die gespaltene Hufe haben: ...und den Hasen, denn er wiederkäut, aber er hat keine gespaltenen Hufe: unrein soll er euch sein; und das Schwein, denn es hat gespaltene Hufe, und zwar ganz gespaltene Hufe, aber es wiederkäut nicht: unrein soll es euch sein.“

Welche Wirkungen hat das Schweinefleisch?

Der Berliner Arzt Dr. Reckeweg (1905-1985) schreibt in seinem Buch „Schweinefleisch und Gesundheit“:

„Während des 2. Weltkrieges erkrankten im Nord-Afrika-Feldzug zunehmend die deutschen Soldaten an der sog. Tropischen Ulzera (Beingeschwür). Nachdem alle möglichen Behandlungsmethoden ohne jeglichen Erfolg geblieben waren, kam man auf die Idee, dass das Auftreten der Beingeschwüre mit der Ernährung zusammenhängen könnte, weil nämlich die Ureinwohner keineswegs unter diesen Krankheitserscheinungen litten. Man stellte also die Heeresverpflegung auf die bei der islamischen Urbevölkerung übliche schweinefleischfreie Kost um, womit das Problem der tropischen Geschwüre schlagartig erledigt war.

Ich wurde dann aber durch das ebenfalls unfreiwillige Experiment einer völligen Umstellung der Ernährung des gesamten deutschen Volkes belehrt, welches durch die Hungerjahre nach dem Kriege und durch die dann folgende Währungsreform 1948 bedingt war. Während der mageren Jahre während des Krieges und besonders nach dem Krieg war das deutsche Volk praktisch gesund. Die wenigsten konnten sich satt essen. Schweinefleisch gab es praktisch überhaupt nicht. Fleisch sonstiger Herkunft nur in geringsten Portionen. Wenig Fett wurde verteilt, kaum Zucker, dagegen Brot und Teigwaren, Kartoffeln, Rüben sowie Frischgemüse.

Jedoch bald, nach 1948, als Schweinefleisch, Schinken und besonders auch Speck fast unmittelbar wieder zur Verfügung standen, änderte sich das Bild grundlegend. Blinddarmentzündungen, Gallenblasenerkrankungen, akute Hauteiterungen waren wieder an der Tagesordnung. Besonders erschreckend aber war damals die Zunahme der Krebserkrankungen.“

Es stellte sich heraus, dass Schweinefleisch als ein bedeutsames Menschengift anzusehen ist, welches im Körper zu Abwehrerscheinungen führt, die als verschiedenste Krankheiten in Erscheinung treten.

Was zählt nach Dr. Reckeweg zu den Menschengiften?

Dr. Reckeweg nannte diese Menschengifte auch Homotoxine.
- chemische Schadstoffe aller Art
- Stoffwechselprodukte
- Krankheitserreger und deren Toxine
- Strahlung, elektromagnetische Felder
- psychische Belastungen, Angst und Stress

Wenn im Laufe des Lebens immer mehr Schadstoffe aufgenommen werden als abgebaut oder ausgeschieden werden können, kommt es zu deren Speicherung im Körper. Die Zellen und Organe können beeinträchtigt werden, und der Mensch wird krank.

Auch Prof. Wendt führt die Arteriosklerose, Diabetes und Durchblutungsstörungen ausschließlich auf die Eiweißmast zurück.

Warum ist Schweinefleisch ungesund?

Weiter schreibt Dr. Reckeweg:
- Schweinefleisch ist enorm fetthaltig.
- Fett ist stets mit Cholesterin vergesellschaftet.
- Schweinefleisch ist reichhaltig an Wachstumshormonen und ursächlicher Faktor von Entzündungen.
- Schweinefleisch hat eine Juckreiz erzeugende Wirkung.
- Schweinefleisch erzeugt den Grippe-Virus.
- Das Schweinefleisch kann nicht über die üblichen Entgiftungsorgane wie Nieren, Lunge, Darm oder Haut ausgeschieden werden, sondern nur über krankhafte Ventile, d.h. über Entzündungen.

Deshalb essen Sie kein Schweinefleisch! Hase und Kaninchen sind ebenfalls zu meiden, so Dr. Reckeweg.

Die sechs Phasen der Krankheit nach Dr. Reckeweg

Krankheit wird dabei als Abwehr- und Ausscheidungsreaktion auf Giftstoffe verstanden und in verschiedene Phasen eingeordnet:

1. Ausscheidungsphase
Bei einer geringen Belastung und einer intakten körpereigenen Entgiftung scheidet der Körper die Toxine über Urin und Stuhl, aber auch Schweiß, Erbrechen oder Schleim aus. Auch ohne medikamentöse Hilfe ist eine Besserung innerhalb weniger Tage in Sicht. Es kommt also zu einer lokal begrenzten akuten Abwehrreaktion, und es werden die physiologischen Ausscheidungsvorgänge benutzt.

2. Entzündungsphase
Der Organismus reagiert auf gesteigerte Homotoxin-Einwirkung mit Entzündungsreaktionen wie Akne, Bronchitis, anderen Entzündungen wie Abszessen, Furunkel und Fieber. Diese Prozesse beschleunigen die Elimination der Verursacher und zugleich den Abbau freigesetzter Giftstoffe.

3. Speicherung der Giftstoffe
Bei anhaltender Belastung und fehlender Ausscheidungsmöglichkeit sammeln sich mehr Homotoxine an, als der Körper zeitgerecht abbauen kann. Durch Einlagerung der Substanzen werden die Hauptentgiftungsorgane Leber, Nieren, Magen, Darm und Lymphsystem beeinträchtigt. Dies ist ein Versuch, die Wirkung des Homotoxins abzuschwächen. Orte der Ablagerung sind hauptsächlich Hohlräume von Organen und der gesamte Zwischenzellraum der bindegewebigen Matrix, z.B. Lipome (gutartiges Fettgeschwulst), Atherome (gutartige Zyste) oder Steine.

4. Zellschädigung
Bei fortdauernder Belastung dringen die Toxine in die Zelle ein und verursachen chronische Erkrankungen wie Neurodermitis, Darmentzündungen, Asthma, Rheuma, Nieren- und Leberstörungen. Bisher spielte sich dieser Prozess noch diesseits des „biologischen Schnittes" ab. Damit wird die Grenze bezeichnet, ab der eine Heilung aus eigener Kraft nicht mehr möglich ist. Diese Vorgänge werden heute als Zivilisationskrankheiten bezeichnet.

5. Degenerationsphase

Die Zellen werden so massiv geschädigt, dass die betroffenen Organe teilweise oder ganz ihre Funktion verlieren (Leberzirrhose, Arthrose, Schrumpfniere). Es sind Behandlungen erforderlich, die den Zellstoffwechsel fördern, das Zellplasma reinigen und den Energiestatus der Zelle wiederherstellen.

6. Zellentartung

In diesem schwersten Stadium werden die Zellen der Körperkontrolle entzogen, es kann Krebs entstehen.

Welche Schüssler Salze helfen, den Fleischkonsum einzuschränken?

Nr. 9 Natrium phosphoricum. Wenn der Körper übersäuert ist, hat er große Gelüste auf Fleisch und Süßspeisen. Wenn Sie diesen Mineralstoff über eine lange Zeit einnehmen, wird der Körper entsäuert, und Sie haben nicht mehr so viel Lust auf Fleisch und Süßes.

Cholesterin

Was ist Cholesterin?

Cholesterin ist ein lebenswichtiger, fettähnlicher Stoff, der in allen Zellen des menschlichen Körpers vorkommt und in der Leber ausgeschieden wird. Wenn die Cholesterinwerte im Blut über den Normalwert steigen, liegt eine Störung des Fettstoffwechsels vor. Die Höhe des Cholesterinspiegels hängt vor allem von der körpereigenen Produktion ab und erst in zweiter Linie von der Zufuhr über die Nahrung. Das Cholesterin hat zwei verschiedene Werte, das HDL (gutes Cholesterin) und LDL (das böse Cholesterin).

Wie wird Cholesterin im Körper produziert?

Das Cholesterin wird zum größten Teil (ca. 90%) vom Körper selbst produziert und stammt nur zu einem kleinen Teil aus der Nahrung. Am Cholesterinstoffwechsel sind Leber und Darm beteiligt. Der Körper holt sich den für ihn wichtigen Baustoff Cholesterin auf zwei Wegen: durch die eigene Cholesterinproduktion in der Leber und die Aufnahme von körpereigenem Cholesterin sowie zu einem unbedeutenden Teil durch aus der Nahrung zugeführtes Cholesterin im Dünndarm.

Welche Aufgaben hat das Cholesterin?

- Bildung verschiedener Hormone wie etwa Östrogen, Progesteron, Testosteron und Kortisol
- Aufbau der Zellwände
- Bildung von Gallensäuren
- Bildung des Vitamin D (wird aus Cholesterin mit Hilfe des UV-Lichts in der Haut aus der Vorstufe für das Vitamin D gebildet)
- Regulation des Salz- und Wasserhaushaltes

Warum gibt es ein sogenanntes „gutes" und „böses" Cholesterin?

Gefährlich ist das LDL-Cholesterin (böses Cholesterin), nicht aber das HDL-Cholesterin (gutes Cholesterin). Das LDL-Cholesterin ist an der Entstehung und am Fortschreiten einer Arteriosklerose beteiligt, denn es bewirkt Cholesterinablagerungen in den Gefäßwänden. Dadurch werden die Gefäßwände dicker und der Durchmesser des Gefäßinneren kleiner. Das HDL-Cholesterin hingegen wirkt diesem Effekt entgegen. Es transportiert überschüssiges Cholesterin zur Leber, wo es abgebaut wird. Im Unterschied zum LDL-Cholesterinwert, der möglichst niedrig sein und eine bestimmte Grenze nicht übersteigen sollte, ist daher ein hoher HDL-Cholesterinwert günstig.

Wie werden die Cholesterinwerte bestimmt?
Cholesterinwerte werden aus dem Blut bestimmt. Die Cholesterinwerte erhalten Sie, wenn Sie ein kleines Blutbild beim Arzt oder Heilpraktiker machen lassen.

Wie hoch soll der Cholesterinwert sein?
Der Gesamt-Cholesterinwert sollte 200 mg/dl nicht überschreiten. Aber auch bis zu 240 mg/dl sind bei einem gesunden Menschen unbedenklich.

Normwerte für LDL
130 bis 160 mg/dl
Bei hohem Risiko (wie koronarer Herzkrankheit = Krankheit der Herzkranzgefäße), Diabetes mellitus (Zuckerkrankheit) oder einem festgestellten Risiko, in den nächsten zehn Jahren einen Herzinfarkt zu bekommen): bis 100 mg/dl

Normwerte für HDL
> 40 mg/dl wird das HDL als niedrig eingestuft.
< 60 mg/dl als hoch. Je höher das HDL ist, desto besser ist es.

Generell gilt: Je mehr Risikofaktoren vorhanden sind (Rauchen, Übergewicht, Bewegungsmangel), desto niedriger soll das Gesamtcholesterin sein, um einer Arteriosklerose vorzubeugen.

Welche Ursachen kann ein zu hoher Cholesterinwert haben?
Die Ursachen für einen zu hohen Wert können u.a. sein
- Erkrankungen wie Nierenschwäche, chronische Leber- oder Gallenerkrankungen, Schilddrüsenunterfunktion
- ungünstiger Fettverzehr (s. Kapitel „Omega-3-Fettsäuren")
- Fettstoffwechselstörung
- Übergewicht
- lang anhaltender körperlicher und psychischer Stress
- hoher Alkoholkonsum
- zu wenig Bewegung
- Einnahme von Medikamenten wie z.B. Kortison, Betablocker, Diuretika

Wann ist das Cholesterin zu niedrig?

Zu geringe Cholesterinwerte können gemessen werden in folgenden Fällen:

- bei schweren Krankheiten, z.B. Krebs oder chronischen Infektionen
- nach Operationen
- schwersten Verletzungen
- Schilddrüsenüberfunktion
- Leberschwäche

Welche Nahrungsmittel enthalten Cholesterin?

Cholesterin kommt ausschließlich in tierischen Nahrungsmitteln vor, wie z.B. in Eiern und Fleisch.

Was kann bei einem zu hohen Cholesterinspiegel passieren?

- Arteriosklerose
- Herzinfarkt
- Schlaganfall
- Diabetes

Wie können Sie einen erhöhten Cholesterinwert effektiv senken?

Um den Cholesterinwert effektiv zu senken, reicht eine Ernährungsumstellung allein nicht aus, da der Körper den Großteil des Cholesterins selbst bildet.

- Essen Sie wenig cholesterinreiche Lebensmittel wie fettes Fleisch und Eier.
- Essen Sie pflanzliche Öle (s. Kapitel „Omega-3-Fettsäuren").
- Essen Sie genügend Ballaststoffe, z.B. Obst, Gemüse, Vollkornbrot oder Müsli.
- Bewegen Sie sich regelmäßig oder treiben Sie Sport, denn körperliche Aktivität senkt das schädliche LDL-Cholesterin und erhöht das gefäßschützende HDL-Cholesterin.

Welche Mineralsalze nach Dr. Schüßler können beim erhöhten LDL-Cholesterin-Wert helfen?

- ➢ Nr. 7 Magnesium phosphoricum
- ➢ Nr. 9 Natrium phosphoricum
- ➢ Nr. 10 Natrium sulfuricum
- ➢ Nr. 19 Cuprum arsenicosum
- ➢ Nr. 27 Kalium bichromicum

Wichtig:

Gehen Sie einmal im Jahr zur Blutuntersuchung und lassen sich Ihr Blut analysieren.

Achten Sie darauf, dass Ihr Cholesterinspiegel nicht zu hoch ist!

Homocystein

Nicht nur der Cholesterinwert ist wichtig, sondern auch der Homocystein-wert. Homocystein, ein giftiges Zwischenprodukt des körpereigenen Eiweiß-stoffwechsels, ist ein noch viel zu wenig beachteter Risikofaktor für Arterio-sklerose. Nach neuesten Erkenntnissen kann Homocystein auch Hirnstörun-gen und sogar Krebs begünstigen.

Was ist Homocystein und wie entsteht es?

Homocystein ist eine körpereigene Substanz, die beim Abbau von Eiweiß entsteht, das wir z.B. durch Fleisch zu uns nehmen. Es besteht aus den Ei-weißen Methionin und Cystein und ist eine schwefelhaltige Aminosäure, die ab einer bestimmten Konzentration schädlich werden kann und deshalb entsorgt werden muss. Da es ein starkes Zellgift ist, wird es im Körper normalerweise schnell wieder unschädlich gemacht. Maßgeblich beteiligt am Abbauprozess von Homocystein sind die Vitamine B12 (Cobalamin), B6 (Py-roxidin) und B9 (Folsäure). Eine Unterversorgung mit diesen Vitaminen ist die Hauptursache für einen zu hohen Homocysteinspiegel.

Der gefährliche Weg des Homocystein

Normalerweise ist Homocystein nur in den Zellen vorhanden. Erst wenn zu viel davon anfällt, geben die Zellen das giftige Produkt ins Gewebe ab, um sich vor seinen toxischen Wirkungen zu schützen. Von dort aus gelangt Homocystein ins Blut und wird teilweise über den Urin ausgeschieden. Doch auf diesem langen Weg richtet es erhebliche Schäden an.

Die Homocystein-Menge im Blut nimmt mit dem Alter zu. Bei über 60-Jährigen beschleunigt sich dieser Anstieg noch einmal deutlich. Männer ha-ben in jüngeren Jahren oft höhere Werte als Frauen. Nach den Wechseljah-ren gleicht sich das wieder aus. Dann liegen die Frauen an der Spitze.

Welche Ursachen können hohe Homocysteinwerte haben?

- Vitaminmangel von B12, B6 und Folsäure (B9)
- Konsum von Zigaretten, Kaffee, Alkohol
- Nierenfunktionsstörungen
- Psoriasis (Schuppenflechte)
- Leukämie (Blutkrebs)
- rheumatoide Arthritis (entzündliche Erkrankung der Gelenke)
- Schilddrüsenunterfunktion
- Einnahme von Medikamenten

Welche Wirkungen hat Homocystein im Körper?

- Schädigung der Gefäßwände
- Verstärkung der Blutgerinnung (Festwerden oder Stocken des Blutes)
- Störung des Zellstoffwechsels
- Entmineralisierung der Knochen
- Schädigung der Erbinformation

Schon bei geringen Homocysteinwerten wird es kritisch. Seit sich 1995 erstmals eine internationale Expertengruppe auf hohem wissenschaftlichem Niveau mit den gesundheitsschädlichen Wirkungen von Homocystein beschäftigt hat, sind zahlreiche groß angelegte Studien erschienen. Sie alle belegen, dass bereits ab Homocysteinwerten von 11-15 µmol/l m Blut Gefäß- und andere Gesundheitsschäden drohen.

Welche Folgen können zu hohe Homocysteinwerte haben?

- Arteriosklerose mit den Folgen Herzinfarkt und Schlaganfall
- Thrombosebildung
- Beeinträchtigung der Hirndurchblutung
- Zerstörung von Nervenzellen
- Beschleunigung von Demenz inkl. Alzheimer
- Parkinson (Schüttellähmung)
- Knochenschwund (Osteoporose)
- Krebs

Der Alkohol und Homocystein

Forscher der psychiatrischen Universitätsklinik in Erlangen entdeckten 2003, dass sich Alkohol und Homocystein offenbar gegenseitig in ihren schädlichen Wirkungen potenzieren. So hat der Abbau des gefährlichen Zellgifts Alkohol in der Leber absolute Vorfahrt. Während dieser Zeit kann die Leber aber weder vorhandene Homocysteinmoleküle abbauen noch die dafür notwendigen Enzyme bilden. Die Homocysteinwerte steigen. Da dieses Gift die Blut-Hirn-Schranke überwindet, kommt es zu unheilbaren Schäden an den empfindlichen Hirnzellen und auf Dauer gesehen zu einem vorzeitigen Gehirnabbau (Atrophie). Auf diese Weise beschleunigt Homocystein auch bereits bestehende Demenz. Nach den Ergebnissen der Forscher reicht schon der regelmäßige Konsum von einem Glas Rotwein täglich.

Wie können Sie den Homocysteinwert feststellen?

Durch eine Blutuntersuchung beim Arzt oder Heilpraktiker. Sie kostet ca. 30 Euro und wird von den gesetzlichen Krankenkassen nicht übernommen (Igel-Leistung).

Ab wann sollte man seine Homocysteinwerte kontrollieren lassen?

Ärzte raten, dass jeder ab dem 40. Lebensjahr seinen Homocysteinwert kennen sollte. Schätzungen zufolge hat fast jeder 2. Deutsche über 50 zu hohe Werte.

Wie können Sie den Homocysteinwert senken?

- Einnahme der drei Vitamine B6 und B12 sowie Folsäure
- Verzicht auf Alkohol
- Einnahme der Mineralstoffe nach Dr. Schüßler zur Entgiftung

Bluthochdruck

Was bedeutet Blutdruck?

Der Blutdruck oder Gefäßdruck bezeichnet den Druck, der durch den Herzschlag und den damit verbundenen Transport des Blutes in den Gefäßen entsteht.

Wie entsteht Blutdruck?

Unser Herz pumpt in regelmäßigen Abständen Blut in die Schlagadern. Von dort fließt das Blut weiter durch ein verzweigtes Gefäßsystem, um alle Organe und Körperzellen zu erreichen und mit Sauerstoff und Nährstoffen zu versorgen. Die Wände der Adern sind elastisch und stehen durch den Pumpvorgang des Herzens unter Druck. Erst dieser Druck macht es möglich, dass das Blut fließt und nicht stehen bleibt. Der Blutdruck ist nicht immer gleich hoch. Nachts und in Ruhephasen ist er besonders niedrig, bei körperlicher Anstrengung oder Aufregung steigt er stark an.

Welche Werte werden beim Blutdruck gemessen?

Um den Blutdruck zu ermitteln, müssen zwei Werte gemessen werden, der systolische (obere Wert) und der diastolische (unterer Wert).
Der systolische Blutdruck ist der obere Wert, also der Druck, wenn das Herz sich zusammenzieht und das Blut in die Blutgefäße gedrückt wird.
Der diastolische Blutdruck ist der untere Wert. Er liegt vor, wenn der Herzmuskel gedehnt ist und sich wieder mit Blut füllt.

Welche Aufgaben hat der Blutdruck?

Der Kreislauf des Blutes im Körper hat die wichtige Aufgabe, alle Organe und Gewebe mit Blut zu versorgen. Durch diese Blutzirkulation werden die Zellen mit Sauerstoff und Nährstoffen versorgt und das Kohlendioxid und die Stoffwechselprodukte abtransportiert.
Für den Blutkreislauf ist das Herz von größter Bedeutung. Es lässt das Blut durch seine pumpende Bewegung im Körper zirkulieren. Zu diesem Zweck schlägt das Herz im regelmäßigen Rhythmus 60-80 Mal pro Minute. Bei jedem Herzschlag zieht sich der Herzmuskel zusammen (Systole) und presst Blut in den Blutkreislauf. Durch diesen Blutausstoß erhöht sich der Blutdruck in den Schlagadern (Arterien), wodurch die direkt vom Herzen abgehenden verzweigten Schlagadern das Blut in die Organe und Gewebe transportieren.

In der darauffolgenden Erschlaffungs- bzw. Ruhephase des Herzmuskels (Diastole) dehnt sich das Herz aus und füllt sich mit Blut. Dadurch wird der Blutdruck niedriger. Das so aufgenommene Blut wird beim nächsten Herzschlag wieder ausgeworfen und fließt durch die Arterien wieder in die Organe und Gewebe.

1. Der normale Blutdruck

Als optimal gilt ein Blutdruck von 120:80, als gut ein Wert von 130:85, als noch normal ein Wert von 140:90. Liegt der Messwert zwischen 140:90 und 160:90, so spricht man von einer Grenzwert-Hypertonie, die je nach Alter einer regelmäßigen Kontrolle bedarf.

2. Der niedrige Blutdruck

Im Ausland wird der niedrige Blutdruck, die Hypotonie, gerne und nicht ohne Ironie als „Morbus germanicus" bezeichnet, als deutsche Krankheit also. Daraus kann man nicht schließen, dass es anderswo die Hypotonie eigentlich nicht gibt, denn zutreffend ist vielmehr, dass sie in anderen Ländern eher den psychosomatischen oder auch den neurotisch-depressiven Erkrankungen zugeordnet wird.

In der Medizin gelten heute folgende Richtwerte, wenn die Bezeichnung Hypotonie zutreffend eingesetzt werden soll: bei Kindern unter 90 (jeweils systolischer Blutdruck), bei Frauen unter 100, bei Männern unter 110, bei Senioren unter 120.

3. Der hohe Blutdruck

Warum steigt der Blutdruck? Die Blutdruckerhöhung ist die logische Reaktion des Organismus auf eine Verengung der Blutgefäße und Kapillaren und von der Erhöhung der Blutviskosität (Blutverdickung). Der gesamte Gehalt an Blutzellen ist erhöht. Dieser Wert, wie im Zusammenhang mit den Eiweißspeicherkrankheiten erwähnt, wird als Hämatokrit bezeichnet.

Blutkapillaren sind die kleinsten Blutgefäße, in welchen der Stoffaustausch mit den Geweben und Zellen stattfindet, bevor das Blut in die Venen zurückströmt. Die Blutkapillaren sind mit einem Gartenschlauch zu vergleichen, d.h. dessen Gewebe ist die Basalmembran. Wenn sich die Basalmembran verdickt, wird der Innendurchmesser kleiner. Soll jetzt die gleiche Menge Blut wie vorher hindurchgepumpt werden, erhöht sich der Druck. Der erhöhte Druck ist dann der gemessene Bluthochdruck.

Anhaltend hoher Blutdruck führt allmählich zu Veränderungen an den Wänden der Blutgefäße, die ihre Elastizität verlieren, zunächst an den großen, später auch an den kleinen und kleinsten Gefäßen. Nach und nach wird der Durchmesser der Gefäße immer kleiner. Es kommt zu Verhärtungen und Verdickungen der Gefäßwände. Die nicht mehr gut dehnbaren Gefäße sind immer weniger in der Lage, das vom Herzen mit jedem Schlag ausgeworfene Blut aufzunehmen und weiterzubefördern. Das Herz versucht indessen immer wieder, gegen dieses Hindernis anzugehen und erhöht dazu seinen Pumpdruck.

Klassifikation laut Weltgesundheitsorganisation WHO

Bewertung	systolisch (mm Hg)	diastolisch (mm Hg)
optimaler Blutdruck	< 120	< 80
normaler Blutdruck	120–129	80–84
hoch-normaler Blutdruck	130–139	85–89
milde Hypertonie (Stufe 1)	140–159	90–99
mittlere Hypertonie (Stufe 2)	160–179	100–109
schwere Hypertonie (Stufe 3)	> 180	> 110
isolierte systolische Hypertonie	> 140	< 90

Was können die Ursachen des Bluthochdrucks sein?

- Übergewicht
- falsche Ernährung
- mangelnde Bewegung
- hoher Alkoholkonsum
- Rauchen
- Stress

Wie viele Menschen in Deutschland haben Bluthochdruck?

20 Millionen Menschen, rund jeder vierte Deutsche hat Bluthochdruck (Hypertonie). Bei den über 60-Jährigen ist laut Aussage der Experten sogar jeder Zweite betroffen.

Wie erkenne ich Bluthochdruck?

Bluthochdruck bereitet keine Schmerzen, und oft treten keine Beschwerden auf, die frühzeitig vor ihm warnen. Vielmehr stellt Bluthochdruck eine „stille Gefahr" dar, da viele Menschen sich trotz hohem Blutdruck jahrelang wohl und leistungsfähig fühlen. Der Bluthochdruck bleibt oft über Jahre unentdeckt.

Welche Anzeichen können bei Bluthochdruck auftreten?

Mögliche Anzeichen der Hypertonie können sein:

- Kopfschmerzen
- Schwindel
- Kurzatmigkeit
- Nasenbluten
- Sehstörungen
- Übelkeit

Welche Krankheiten können durch Bluthochdruck entstehen?

- Arteriosklerose
- Herzinfarkt
- Schlaganfall
- Nierenversagen

Wie können Sie einen gesunden Blutdruck erreichen?

- Erzielung des Normalgewichts
- Reduzierung von Salz
- Bewegung (10.000er Regel: Wer täglich 10.000 Schritte geht, senkt den Blutdruck.)
- Verzicht auf Nikotin und Alkohol
- Vermeidung von Stress
- ausreichender Schlaf und Entspannung, denn im Schlaf sinkt der Blutdruck. Auch ein Mittagsschlaf senkt den Blutdruck.
- Gleichgewicht des Säure-Basen-Haushalts
- Abbau des Eiweißspeichers. Solange Sie Ihren Eiweißspeicher (s. Kapitel „Eiweißspeicherkrankheiten") nicht abbauen, wird Ihr Bluthochdruck nicht wieder sinken. Wenn Sie aber den Eiweißspeicher abbauen, wird Ihr Blutdruck sinken.
- Aderlass
- Mineralsalze nach Dr. Schüßler (s. unten)

Haben Sie das gewusst?

In der Rettungsmedizin ist die Fingernagelprobe eine Methode zur Feststellung der Durchblutungssituation, welche einen groben Rückschluss auf die Kreislaufsituation zulässt, insbesondere bei wenig Zeit für die Untersuchung eines jeden Verletzten, etwa bei Katastrophen und Unfällen. Dabei wird der Nagel kurz ins Nagelbett gedrückt, so dass sich dieses weiß färbt. Ist die Zeit bis zur Wiedereinfärbung länger als eine Sekunde, liegt eine Mangeldurchblutung vor. Jedoch können vorausgegangene Nagelverletzungen oder lackierte Fingernägel dieses Ergebnis verfälschen.

Welche Mineralsalze nach Dr. Schüßler helfen bei Bluthochdruck?

- ➤ Nr. 8 Natrium chloratum (Blutregulierungsmittel)
- ➤ Nr. 7 Magnesium (Stärkungsmittel fürs Herz)
- ➤ Nr. 1 Calcium fluoratum für die Gefäßwände (Arterien)
- ➤ Nr. 4 Kalium chloratum (Blutverdünnungsmittel)
- ➤ Nr. 9 Natrium phosphoricum (Entsäuerungsmittel)
- ➤ Nr. 10 Natrium sulfuricum (Entgiftungsmittel)

Arteriosklerose

Was ist Arteriosklerose?
Arteriosklerose ist eine entzündliche Erkrankung der Arterien (Arterienverkalkung bzw. Arterienverhärtung). Hier kommt es zu Ablagerungen von
Fett, Thromben, Bindegewebe und Kalk in den Gefäßwänden. Wörtlich
übersetzt heißt Arteriosklerose bindegewebige Verhärtung der Schlagadern.

Was meinen Sie, ist die häufigste Todesursache in Deutsch-
land?
Herz-Kreislauf-Erkrankungen verursachen rund 41% aller Todesfälle. Im
Jahr 2010 verstarben in Deutschland insgesamt 858.768 Menschen, davon
409.022 Männer und 449.746 Frauen. Wie das Statistische Bundesamt (De-
statis) am 23.9.2011 mitteilte, stieg die Zahl der Todesfälle gegenüber
2009 um 0,5% an. Die häufigste Todesursache war wie in den Vorjahren
eine Herz-Kreislauf-Erkrankung. 41,1% aller Sterbefälle wurden hierdurch
verursacht, das ist knapp die Hälfte aller Todesfälle. Arteriosklerose ist
hierzulande die Volkskrankheit Nummer 1 und die Hauptursache für Herzinfarkt, Schlaganfall und Durchblutungsstörungen.

Und jetzt schauen Sie mal im Internet unter www.wikipedia.de nach, was
zur Ernährung bei Arteriosklerose steht.
Ja, da steht nicht drin, dass Sie Eiweiß essen sollen, nein, da steht Obst
und Gemüse, kein Fleisch, kein Eiweiß. Ist doch interessant.

Was war 2010 die zweithäufigste Todesursache?
Das war das Krebsleiden. In Deutschland starben im Jahr 2010 insgesamt
218.889 Menschen (jeder 4.) an den Folgen einer Krebserkrankung, also
25%.

Wodurch entsteht Arteriosklerose?
- Bluthochdruck
- Fettstoffwechselstörungen
- Diabetes (Störung des Kohlenhydratstoffwechsels)
- Übergewicht durch fett- und kalorienreiche Ernährung
- Rauchen
- Bewegungsmangel

168

Mit steigendem Lebensalter nimmt das Arteriosklerose-Risiko natürlich zu. Bei einem älteren Menschen können die Arterien nicht mehr so elastisch sein wie bei einem jungen Menschen. Hier kann man sehr gut mit dem Schüssler Salz Nr. 1 Calcium fluoratum vorbeugen, denn das macht die Aderwände weich und elastisch.

Was kann bei Arteriosklerose passieren?

- Herzinfarkt
- Schlaganfall (Durchblutungsstörung des Gehirns)
- Demenz (Arteriosklerose in den Hirngefäßen)
- Nierenversagen

Welche Symptome können auftreten?

Das Gefährliche an der Arteriosklerose ist, dass sie häufig lange Zeit unbemerkt verläuft. Treten Beschwerden auf, liegen meist schon starke Ablagerungen in den betroffenen Gefäßen vor, die zu Durchblutungsstörungen führen. Die Symptome hängen stark davon ab, welche Gefäße (z.B. Herz, Halsschlagader) betroffen sind.

Welche Schüssler Salze helfen gegen Arteriosklerose?

Die Hauptmittel für Arteriosklerose sind:
- ➤ Nr. 1 Calcium fluoratum und
- ➤ Nr. 9 Natrium phosphoricum.

Burnout – auf einmal ist der Ofen aus

Was ist Burnout?

Burnout (engl. „to burn out" = „ausbrennen") ist ein Sammelbegriff und steht für einen emotionalen, geistigen und körperlichen Erschöpfungszustand, der durch eine Antriebs- und Leistungsschwäche gekennzeichnet ist und typischerweise am Ende eines monate- oder sogar jahrelang andauernden Stress aus Überarbeitung und Überforderung entsteht.

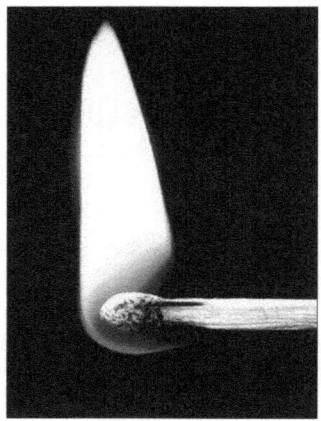

www.fotocommunity.com

Wie entsteht Burnout?

Das Burnout-Syndrom entsteht nicht plötzlich, sondern entwickelt sich in der Regel über einen längeren Zeitraum. Burnout ist eine den ganzen Körper schwächende Krankheit. Daher zeigen sich Symptome sowohl auf der psychischen als auch auf der physischen Ebene.

Die Anforderungen verlangen immer mehr, dass wir richtig funktionieren. Jeder möchte ein gutes Bild von sich haben. Ich bin ein guter Mitarbeiter, eine gute Mutter und Ehefrau. Ich kann alles perfekt. Die Angst zu versagen wird nicht nur als Folge der Erschöpfung betrachtet, sondern auch als Ursache. Dies führt zur Daueranspannung, immer noch mehr leisten zu müssen, und zur Verdrängung der Wahrnehmung, wie viel tatsächlich geleistet werden kann. Seelische und körperliche Erschöpfung bewirken eine depressive Verstimmung, Schuldzuweisungen oder Aggressionen.

Was sind die ersten Anzeichen für Burnout?

Für das Burnout gibt es keine Standarddiagnose. Das Krankheitsbild ist diffus, die Symptome sind vielschichtig.

- chronische Müdigkeit
- Erschöpfung (emotional, sozial und körperlich)
- Lustlosigkeit
- Gereiztheit
- depressive Verstimmung
- Schlafstörung
- Kopfschmerzen
- Rückenschmerzen
- Konzentrationsstörung
- Verzweiflung
- Hoffnungslosigkeit
- Tinnitus
- Herzbeschwerden
- nervöse Ticks
- erhöhte Suchtgefahr

Wenn der Stress zum Dauerzustand wird, also keine Entspannung mehr stattfindet, führt dies zu einer ständigen Anspannung im vegetativen Nervensystem. Dadurch kommt es zu erhöhtem Blutdruck, verengten Blutgefäßen, und die Zellen werden nicht mehr ausreichend mit Sauerstoff, Mineralstoffen und Vitaminen versorgt. So werden die Giftstoffe und Säuren im Körper nicht mehr abtransportiert.

Welche Faktoren können ein Burnout begünstigen?

- Perfektionismus
- Ehrgeiz
- Konkurrenzdenken
- Versagensängste
- mangelnde Anerkennung
- Angst vor Jobverlust
- Über- und auch Unterforderung
- Helfersyndrom
- nicht nein sagen können
- mangelnde Stressbewältigung
- Beziehungs- und finanzielle Probleme
- Krankheit
- Trauer

Welche Hilfen gibt es bei Burnout?

- Stress abbauen, minimieren, reduzieren
- Zeit für sich zu haben, auch mal einfach nichts tun und kein schlechtes Gewissen haben
- Ziele im Leben festlegen
- gesunde Ernährung
- ausreichend schlafen
- Sport und Bewegung
- Entspannungstechniken wie Yoga, autogenes Training anwenden
- Hobby nachgehen
- Loslassen lernen
- Mineralstoffe nach Dr. Schüßler (siehe nächste Seite)

„Der Mensch sagt und ist stolz darauf, er gehe ganz in seiner Arbeit auf. Bald aber, nicht mehr ganz so munter, geht er in seiner Arbeit unter." (Eugen Roth)

Nervenzusammenbruch

Was ist ein Nervenzusammenbruch?

Bei einem Nervenzusammenbruch handelt es sich um einen psychischen Ausnahmezustand, meist nach traumatischen Erlebnissen, wie z.B. Unfällen, Naturkatastrophen oder Todesfällen, aber auch als Folge von lang anhaltendem, zehrendem Stress aller Art mit fortgesetztem Burnout.
Diese Krisensituation kann plötzlich oder schon länger vorhanden sein.

Welche Anzeichen kann ein Nervenzusammenbruch haben?

- Unruhe und Nervosität
- Schlafstörungen
- Niedergeschlagenheit und Verzweiflung
- Angst
- „Ich schaffe es nicht mehr. Ich kann nicht mehr."

Welche Mineralstoffe nach Dr. Schüßler können Ihre Nerven stärken?

- ➤ Nr. 5 Kalium phosphoricum
- ➤ Nr. 7 Magnesium phosphoricum
- ➤ Nr. 8 Natrium chloratum
- ➤ Nr. 13 Kalium arsenicosum
- ➤ Nr. 21 Zincum chloratum
- ➤ Nr. 22 Calcium carbonicum
- ➤ Nr. 3 Ferrum phosphoricum (bringt Sauerstoff zur Zelle)
- ➤ Nr. 6 Kalium sulfuricum (bringt Sauerstoff in die Zelle)

Osteoporose

Was ist Osteoporose?

Der Begriff Osteoporose (Knochenschwund) leitet sich ab von den griechischen Begriffen „osteo" (Knochen) und „porose" (Loch). Ein gesunder Knochen bildet fortlaufend neues Gewebe. Damit er nicht immer weiter wächst, wird gleichzeitig Gewebe abgebaut. Bei Osteoporose ist der Knochenstoffwechsel der aufbauenden Zellen (Osteoblasten) und der abbauenden Zellen (Osteoklasten) gestört, so dass sich dieser natürliche Knochenabbau verstärkt und ein Ungleichgewicht zwischen Knochenaufbau und Knochenabbau entsteht. Die Knochen verlieren an Stabilität und Halt, die Brüchigkeit nimmt zu. Etwa bis zum 40. Lebensjahr baut sich mehr Knochenmasse auf als ab. In dieser Zeit nimmt die Knochenmasse des Menschen also ständig zu. Etwa ab dem 40. Lebensjahr überwiegt jedoch der Knochenabbau.

Das Knochengerüst ist die Stütze unseres Körpers, durch die wir aufrecht durch das Leben gehen.

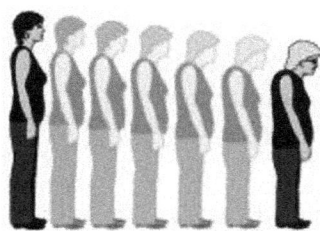

www.heumann.de

Warum bekommt man Osteoporose?

- Entmineralisierung durch niedrigen Calciumspiegel
- hormonelle Veränderungen nach den Wechseljahren
- mangelnde Bewegung fördert den Knochenabbau
- einseitige Ernährung durch Diäten, phosphatreiche Ernährung (Fleisch, Wurst, Schmelzkäse, Cola)
- Genussmittel (Alkohol, Nikotin, Kaffee)
- Medikamente (z.B. Cortison)
- Schilddrüsenüberfunktion
- Untergewicht (schlanke Menschen erkranken schneller)

Welche Folgen hat Osteoporose?

Im Anfangsstadium ist die Osteoporose symptomfrei. Bei einigen Menschen kann es allerdings zu Rückenschmerzen oder zur Verringerung der Größe kommen. Typisch für die fortschreitende Osteoporose sind Knochenbrüche ohne erkennbaren Anlass, sogenannte Spontanfrakturen. Solche Brüche führen zu starken Schmerzen und zu Fehlstellungen, die wiederum starke Muskelverspannungen auslösen können.

Aus welchen Mineralien bestehen die Knochen?

Knochen bestehen aus einem Gewebe, das ihnen die Form gibt, und den Mineralstoffen Calcium und Phosphat. Die Mineralstoffe werden in das Gewebe eingelagert und machen den Knochen hart und dicht.

Welche Hormone sind für die Knochen verantwortlich?

Vitamin D und das Schilddrüsenhormon Calcitonin lagern Calcium in die Knochen ein. Das Parathormon (Hormon aus der Nebenschilddrüse) und das Schilddrüsenhormon Thyroxin dagegen lösen es aus den Knochen heraus. Die Geschlechtshormone Östrogen und Testosteron sind verantwortlich für die Bildung und Wirkung dieser „Knochenhormone".

Vitamin D ermöglicht im Dünndarm die Aufnahme von Calcium durch die Schleimhaut in den Blutkreislauf.

Wer nicht über ausreichend hohe Vitamin-D-Spiegel verfügt, scheidet Calcium einfach aus oder nimmt viel weniger davon auf. Ihr Körper wird sich dann an Ihren eigenen Knochen nähren (s. Kapitel „Vitamin D").

Wie können Sie Osteoporose vorbeugen?

Sie können Osteoporose vorbeugen durch
- gesunde Ernährung
- Einnahme von Vitamin D und den Schüssler Salzen (s. nächste Seite)
- Sonne (s. Kapitel „Vitamin D")
- regelmäßige Bewegung
- kein Nikotin
- Alkoholkonsum einschränken
- Gleichgewicht des Säure-Basen-Haushalts

Warum fördern Milchprodukte die Osteoporose?

Wo viele Milchprodukte wie Milch, Käse & Co. gegessen werden, tritt vermehrt Osteoporose auf, obwohl doch diese als Calciumlieferanten dienen. Das Problem ist, dass Milch zu wenig Magnesium enthält und zu viel von dem säurebildenden Phosphor. Die Milchprodukte rauben durch die Säurebildung das Calcium aus den Knochen.

Was ist eine Knochendichtemessung?

Diese Untersuchung misst den Mineralsalzgehalt des Knochens. Von der Knochendichte hängt ab, wie bruchfest ein Knochen ist. Die Kosten einer Messung betragen ca. 40 Euro. Sinnvoll ist eine Messung bei älteren Menschen mit Rückenschmerzen oder Wirbelkörperbrüchen.

Welche Mineralstoffe brauchen Sie gegen Osteoporose?

Für den Knochenstoffwechsel ist nicht nur Calcium von Bedeutung, sondern ganz wichtig ist auch das Magnesium. Zu diesen Mineralstoffen ist noch ganz wichtig, dass Sie genug Vitamin D (s. Kapitel „Vitamin D – das Sonnenvitamin") im Körper gespeichert haben.

Welche Schüssler Salze helfen bei Osteoporose?

- ➢ Nr. 2 Calcium phosphoricum
- ➢ Nr. 7 Magnesium phosphoricum
- ➢ Nr. 21 Zink (regt den Knochenstoffwechsel an)
- ➢ Nr. 9 Natrium phosphoricum (nimmt die Säure aus den Knochen)

Wichtig:

Um einer Osteoporose vorzubeugen, halten Sie Ihren Säure-Basen-Haushalt im Gleichgewicht, denn Säure „frisst" die Knochen. Nehmen Sie die Mineralstoffe nach Dr. Schüßler, achten Sie auf einen ausreichenden Vitamin-D-Spiegel und bewegen Sie sich.

13. Gesund und schön älter werden

Die körperlichen Veränderungen ab der Lebensmitte werden durch hormonelle Veränderungen ausgelöst. Zwei der wichtigsten Hormone sind die Östrogene und das Progesteron. Die Zeit vor der Menopause bringt manche Frauen physisch und psychisch oft aus dem Gleichgewicht. Das Zusammenspiel der Hormone kommt in ein Ungleichgewicht.

Wechseljahre

Was sind die Wechseljahre?

Etwa ab dem 45. Lebensjahr beginnen die Wechseljahre bei Frauen. Die Hormonproduktion der Eierstöcke geht zurück, der Eisprung findet nicht mehr regelmäßig statt, und die Menstruation wird unregelmäßig. Der Östrogenspiegel im Blut sinkt und gerät in Ungleichgewicht mit den Hormonen, die Gebärfähigkeit lässt zunehmend nach. Die Wechseljahre und die Umstellung des hormonellen Systems dauern 10 bis 15 Jahre an.

Die hormonellen Veränderungen und Schwankungen im Hormonspiegel des Körpers können je nach Veranlagung, sozialen und psychischen Bedingungen unterschiedlich starke Beschwerden hervorrufen. Etwa ein Drittel der Frauen ist gar nicht betroffen, ein Drittel hat nur leichte Beschwerden und ein weiteres Drittel der Frauen klagt über starke bis sehr starke Beschwerden.

Welche Beschwerden können auftreten?

Zu den häufigsten Symptomen gehören Nervosität und Reizbarkeit, Erschöpfungserscheinungen und Leistungsabfall, Depressionen, Hitzewallungen und Schweißausbrüche, Schwindel und Schlaflosigkeit. Auch plötzliche Gewichtszunahme, starke Kopfschmerzen und Wassereinlagerungen an den Beinen gehören zu den Beschwerdebildern. Aufgrund der hormonellen Veränderungen steigt das Risiko für Osteoporose. Die Schleimhäute verlieren an Feuchtigkeit, häufige Folge ist deshalb eine trockene Scheide, verbunden mit Juckreiz, Infektionen und Schmerzen. Sind die Schleimhäute der Harnblase und Harnröhre betroffen, so äußert sich dies als Brennen beim Wasserlassen, häufige Blasenentzündungen und Inkontinenz.

Welche Phasen der Wechseljahre gibt es?

1. Vorzeitige Wechseljahre (Climacterium praecox)

Stellen die Eierstöcke ihre Funktion vor dem 40. Lebensjahr ein, bezeichnet man das als vorzeitige Wechseljahre. Etwa 1% der Frauen ist davon betroffen.

2. Prämenopause

Als Prämenopause versteht man den Zeitraum zwischen dem 40. Lebensjahr und der Perimenopause (Phase vor der Menopause). In dieser Zeit verlangsamen die Eierstöcke (Ovarien) ihre Arbeit, dadurch kommt es immer seltener zu einem Eisprung, und die Hormonproduktion beginnt abzunehmen.

Welche Störungen können hier entstehen?

Es kann zu Zyklusstörungen kommen, die sich durch unregelmäßige, aber auch starke oder lang anhaltende Blutungen bemerkbar machen. Der Progesteronspiegel sinkt, und häufig sind die Periodenzyklen verkürzt. Drei Wochen Abstand zwischen den Periodenblutungen sind in dieser Phase keine Seltenheit, aber es kommt auch gelegentlich zu langen Abständen. Bei vielen Frauen kommt es sogar schon zu den gefürchteten Hitzewallungen. Ansonsten werden häufiger Kopfschmerzen, Brustspannen, Wassereinlagerungen und Reizbarkeit beobachtet.

3. Perimenopause

Die Perimenopause ist die Phase vor der Menopause und beginnt ca. mit 47 Jahren. Die Follikelreifung in den Eierstöcken versiegt nun, wodurch der Eisprung immer häufiger ausbleibt. Damit fehlt auch die Gelbkörperreifung (Progesteron), die für das Geschlechtshormon in den Eierstöcken verantwortlich ist.

Welche Störungen können in dieser Phase entstehen?

Es kommt zu Störungen im Menstruationszyklus, bis die Blutung eines Tages ganz aussetzt (Menopause). Da keine Follikelreifung mehr stattfindet, verringert sich parallel dazu auch die Östrogenproduktion, während die männlichen Hormone weiterhin auf ihrem bisherigen Niveau produziert werden. Der Hormonhaushalt verliert sein Gleichgewicht. In dieser Phase treten normalerweise erstmals die typischen Beschwerden auf: Hitzewallungen, Schlafstörungen, depressive Verstimmungen, Erschöpfungszustände und Gelenkschmerzen.

Welche Hormone bilden sich in den Wechseljahren zurück?

Die beiden Geschlechtshormone Östrogen und Progesteron bilden sich zurück, wodurch keine Monatsblutung mehr stattfindet. Diese Hormone sollten immer im Gleichgewicht sein.

Die physiologischen Auswirkungen von Östrogen und Progesteron

Auswirkung von Östrogen

- Stimulierung der Gebärmutterschleimhaut
- Stimulierung des Brustgewebes
- Zunahme des Körperfetts
- Salz- und Wasserretention
- Depression und Kopfschmerzen
- Wechselwirkung mit Schilddrüsenhormonen
- Neigung zu Blutgerinnseln
- Beeinträchtigung des Blutzuckerspiegels
- Zink- und Kupferverlust
- verminderter Sauerstoffgehalt in allen Zellen
- erhöhtes Gebärmutterkrebsrisiko
- erhöhtes Brustkrebsrisiko

Auswirkung von Progesteron

- Erhalt der Gebärmutterschleimhaut
- Schutz vor Brustgewebsgeschwülsten
- trägt zur Umwandlung von Fett in Energie bei
- natürliches Diuretikum
- natürliches Antidepressivum
- trägt zur Normalisierung der Schilddrüsenfunktion be
- macht dickes Blut wieder dünnflüssig
- Ausgleich des Blutzuckerspiegels
- Normalisierung des Zink- und Kupferspiegels
- stellt normalen Sauerstoffgehalt der Zellen wieder her
- schützt vor Gebärmutterkrebs
- schützt vor Brustkrebs

Quelle: „Natürliches Progesteron, Das NPIS-Informations-Handbuch" 2004, John R. Lee

4. Menopause

Die Menopause ist der Zeitpunkt der letzten Menstruationsblutung. Je früher die Menopause eintritt, desto mehr besteht die Gefahr für Bluthochdruck.

5. Postmenopause

Anschließend beginnt die Postmenopause. Sie beginnt 1-2 Jahre nach der letzten Periode, in der die Progesteron- und Östrogenproduktion auf ein Minimum abgefallen ist.

Welche Beschwerden können in dieser Phase entstehen?

Zusätzlich zu den Beschwerden der Perimenopause kann es zur Erschlaffung und Austrocknung der Haut sowie der Schleimhäute der Harn- und Geschlechtsorgane kommen, weiter können Harninkontinenz, Osteoporose, Damenbart und Haarausfall auftreten.

Das Wohlfühlgewicht in den Wechseljahren

Sehr viele Frauen haben in den Wechseljahren eine Gewichtszunahme. Es wird nicht mehr gegessen und trotzdem nimmt man an Gewicht zu. Welches Gewicht ist nun das richtige Gewicht? Viele Frauen wollen noch genau so viel wiegen wie vor 20 Jahren. Geht das überhaupt, und ist das wirklich gesund? Es ist völlig normal, dass Sie im Laufe der Jahrzehnte etwas zugenommen haben.

Finden Sie Ihr persönliches Wohlfühlgewicht, es ist wirklich ganz individuell. Etwas mehr Gewicht ist oft gesünder als zu schlank.

Wie können Sie diese Beschwerden lindern bzw. erst gar nicht bekommen?

Bei allen Beschwerden können Ihnen die Schüssler Salze helfen. Wenn Sie noch keine Beschwerden haben, dann beugen Sie mit den Schüssler Salzen vor, so dass Sie beschwerdefrei bleiben.

Welche Mineralstoffe nach Dr. Schüßler helfen bei Beschwerden in den Wechseljahren?

Da es hier zu vielen verschiedenen Beschwerden kommen kann, habe ich Ihnen eine Liste von A-Z erstellt. Nachfolgend können Sie die Beschwerden mit dem passenden Schüssler Salz ersehen (s. Kapitel „Mineralstoffe ab der Lebensmitte" – nächste Seite).

Mineralstoffe ab der Lebensmitte

Beschwerden von A-Z

Beschwerden von A-Z	Schüssler Salze
Allergien	Nr. 8 Natrium chloratum
Augen (feucht oder trocken)	Nr. 8 Natrium chloratum
Bandscheibenschmerzen	Nr. 8 Natrium chloratum
Beckenbodenschwäche	Nr. 1 Calcium fluoratum
Blasenschwäche	Nr. 8 Natrium chloratum
Blutdruck zu hoch	s. Kapitel „Bluthochdruck"
Brustspannen	Nr. 4 Kalium chloratum
Burnout	s. Kapitel „Burnout"
Erschöpfung, Müdigkeit	Nr. 3, 5, 8
Gebärmuttersenkung	Nr. 1 Calcium fluoratum
Gelenkschmerzen	Nr. 3, 8, 9, 10
Geschwollene Augen, Beine, Hände	Nr. 8, 10
Gewichtszunahme	s. Kapitel „Gewicht"
Haarausfall	s. Kapitel „Haare"
Haut (trocken)	Nr. 8 Natrium chloratum
Herzklopfen	Nr. 2 Calcium phosphoricum
Hitzewallungen	Nr. 8, 3
Inkontinenz	Nr. 1 Calcium fluoratum
Kopfschmerzen	Nr. 2, 3, 7, 8
Lidhöhlen	Nr. 11, 9
Menstruation unregelmäßig	Nr. 2 Calcium phosphoricum
Menstruationsschmerzen	Nr. 7, 2
Migräne	Nr. 7 Magnesium phosphoricum
Myome	Nr. 10 Natrium sulfuratum
Pilze	Nr. 5 Kalium phosphoricum

Bindegewebe

Was ist das Bindegewebe?

Das Bindegewebe setzt sich aus Zellen und Zwischenzellsubstanz zusammen. Unsere Organe und Muskeln sind von einer Matrix aus Bindegewebszellen umgeben, die unsere Organe stützen und halten.

Im Bindegewebe befinden sich auch spezielle Zellen (Leukozyten = weiße Blutkörperchen), die für die Abwehr von Krankheitserregern sorgen.

Die Blutgefäße (Kapillaren) ziehen sich in allerfeinsten Äderchen durch das Bindegewebe. Dort „wandern" (diffundieren) die Vitamine und Mineralstoffe dann zur Zelle und werden von diesen aufgenommen. Dadurch bleibt das Bindegewebe fest und elastisch. Die Abfallprodukte der Zellen („Schlacken") sollen dann wieder abtransportiert werden.

Je dehnbarer und weicher das Bindegewebe ist,
desto eher kann es zu Cellulite kommen.
Je fester und straffer das Bindegewebe ist,
desto weniger kann es zu Cellulite kommen.
Je weniger der Körper übersäuert ist,
desto geringer ist das Risiko der Cellulite.

Was passiert, wenn die Schlacken (Abfallprodukte) nicht mehr genug abtransportiert werden?

Aufgrund der permanent anfallenden Stoffwechselschlacken beginnt das Bindegewebe irgendwann zu verstopfen. Die Folge hiervon ist die sichtbare Veränderung des Bindegewebes und somit die Entstehung der Cellulite (Orangenhaut).

Welche Aufgaben hat das Bindegewebe?

- Zellen mit Sauerstoff zu versorgen
- Nährstoffe einzulagern
- Schadstoffe abzugeben

Was ist Cellulite?

Unter Cellulite (Orangenhaut) versteht man die Bildung von Hautdellen an Oberschenkeln und -armen, Hüfte und Po.

Was ist Cellulitis?

Die Endung „itis" steht immer für eine Entzündung. Cellulitis (Zellulitis) ist eine Entzündung des Unterhautgewebes und wird oft als Cellulite bezeichnet, was aber eigentlich nicht richtig ist.

Woran erkennt man Cellulite?

Cellulite wird in 3 Stufen unterschieden
Stufe 1 – Beim Kneifen sind sichtbare Dellen, die wieder zurückgehen.
Stufe 2 – Im Stehen sind Dellen zu erkennen, im Liegen jedoch nicht.
Stufe 3 – Auch in liegender Position sind Dellen sichtbar.

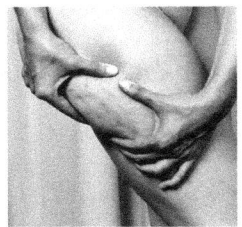

www.cellulite.org

Was sind die Ursachen der Cellulite?

Die Ursache der Cellulite ist eine Übersäuerung durch zu viel Säuren (s. „Säure-Basen-Haushalt") und eine vermehrte Ansammlung von Eiweiß im Bindegewebe. Die Frauen scheiden die angesammelten Säuren im Normalfall monatlich mit der Regelblutung aus. Solange werden sie u.a. im Bindegewebe gespeichert. Die Kapazität zur Speicherung hat allerdings ihre Grenzen. Sind diese erreicht, werden die Säuren, die nicht mehr gelagert werden können, im Bindegewebe gespeichert, wo sie dann als „sogenannter Abfall" abgelagert werden. Dazu gehören Medikamente, Zahngifte, andere Toxine (Gifte), z.B. in der Nahrung, Umweltgifte, zu viel tierisches Eiweiß (Fleisch, Wurst, Eier, Milch und Milchprodukte) sowie der raffinierte, weiße Zucker (der in fast jedem Fertigprodukt enthalten ist). Auch bei Übergewicht hat man meistens Cellulite.

Warum vor allem Frauen von Cellulite betroffen sind?

Von Cellulite sind fast ausschließlich Frauen betroffen, da bei ihnen das Unterhaut-Bindegewebe (Teil des Bindegewebes) eine andere Struktur aufweist als bei Männern. Die Fettzellen und Kollagenfasern in der Unterhaut sind bei Männern netzartig miteinander verwoben. Bei Frauen liegen diese Fasern parallel nebeneinander.

Männer haben nur halb so viel Fettgewebe wie Frauen. Bei Frauen macht Fett 27% des Körpers aus, bei Männern 15%. Frauen haben im Durchschnitt 3,5 kg mehr Fett als Männer. Männer legen ihren Fettvorrat vor allem am Oberbauch an, Frauen gleichmäßig an Po, Bauch und Hüften.

Im Alter von 45 Jahren haben Männer einen Körperfettanteil von ca. 22-24%, Frauen haben einen von ca. 30%. Ein gesunder Fettanteil ist bei Frauen in der Regel < 30% (besser < 25%), bei Männern < 25% (besser < 20%). Der etwas höhere Körperfettanteil bei Frauen ist vermutlich evolutionären Ursprungs, da während der Schwangerschafts- und Stillzeit die Versorgung des Nachwuchses sichergestellt sein muss.
(Quelle: Wikipedia)

Was fördert eine Bindegewebsschwäche?
- Rauchen
- langes Sitzen
- enge Kleidung
- Bewegungsmangel
- Schwermetalle, (Blei und Quecksilber beschädigen die Kollagenstrukturen
- Mineralstoffmangel

Warum haben oft schon junge Mädchen Cellulite?
Bei verstärkter Bindegewebsschwäche und Übersäuerung durch zu viel Eiweißkost tritt die Orangenhaut sehr oft schon bei jungen, auch schlanken Mädchen auf.

Was haben die Mineralstoffe mit dem Bindegewebe zu tun?
Da das Bindegewebe ein Mineralstoffdepot ist, werden dort als Erstes die Mineralstoffe zur Säureneutralisation entnommen. Auf diese Weise wird das Bindegewebe entmineralisiert, d.h. es verliert seine Elastizität und wird schlaff, und es bilden sich die unschönen Dellen. Anstelle der Mineralstoffe werden dort die neutralisierten Schlacken eingelagert. Dadurch wird aus dem einstigen Nährstoffdepot eine wahre Mülldeponie.

Wie können Sie Cellulite vorbeugen bzw. behandeln?
- Ausgeglichener Säure-Basen-Haushalt
- gesunde Ernährung (80% basische, 20% säurebildende)
- viel Wasser oder Kräutertees trinken

- Genussmittel (Alkohol, Zigaretten, Kaffee) meiden
- Bewegung
- Heilfasten
- Massagen in kreisenden Bewegungen mit Luffahandschuh oder Bürste
- Basenbad
- Mineralsalze nach Dr. Schüßler

Was hat das Bindegewebe mit Haarausfall zu tun?

Auch die Kopfhaut ist ein Bindegewebe. Und wenn die Haare ausgehen, dann handelt es sich hier um eine Entmineralisierung und Übersäuerung des Bindegewebes. Der Körper braucht die Mineralstoffe an einer anderen Stelle im Körper und entzieht hier die Mineralstoffe. Mit einer Entgiftung kann die Remineralisierung gestoppt bzw. verhindert werden. Verlorenes Haar kann wieder nachwachsen. Wenn Sie eine Schüssler Salz Kur mit den verschiedenen Salzen machen, haben Sie aber bitte Geduld, denn die Haare sind ja auch nicht von heute auf morgen ausgegangen, sondern das war meistens ein jahre- bzw. jahrzehntelanger Prozess.

Warum fallen bei Männern in der Regel die Haare früher aus als bei Frauen?

Da die Frauen jeden Monat ihre Menstruation haben, können sie die Säuren über das Blut ausscheiden, die Männer haben diese Möglichkeit nicht und müssen alle anfallenden Säuren ein Leben lang selbst verstoffwechseln. Deshalb sind Frauen meistens erst im hohen Alter davon betroffen, denn nach den Wechseljahren ist der Stoffwechsel der gleiche wie beim Mann.

Welche Mineralsalze nach Dr. Schüßler können das Bindegewebe stärken?

- ➤ Nr. 1 Calcium fluoratum
- ➤ Nr. 2 Calcium phosphoricum
- ➤ Nr. 4 Kalium chloratum
- ➤ Nr. 8 Natrium chloratum
- ➤ Nr. 9 Natrium phosphoricum
- ➤ Nr. 11 Silicea ist das Hauptmittel für das Bindegewebe (und Creme Nr. 11)
- ➤ Nr. 12 Calcium sulfuricum

Die Haut – der Spiegel der Seele

Die Haut ist das größte Organ des Menschen. Ihre Oberfläche beträgt bis zu 2 m² und wiegt bis zu 3,5 kg. Ihre über 4 Millionen Rezeptoren, sozusagen die Außenfühler der Nerven, lassen uns Kälte und Hitze spüren, Schmerz fühlen und Lust empfinden. Zur Haut zählen auch noch Haare, Nägel, Schweiß-, Duft- und Talgdrüsen.

Welchen pH-Wert hat die Haut?
Die Haut hat einen pH-Wert von 5,7 und ist deshalb leicht sauer. Durch diesen Säureschutzmantel wirkt die Haut aktiv gegen das Eindringen von Bakterien und Pilzen.

Welche Aufgaben hat die Haut?
- Schutz vor Kälte, Hitze und Strahlung
- Schutz vor dem Verlust von Wasser
- Sinneswahrnehmung von Wärme, Kälte, Berührungen und Schmerzen
- Immunabwehr
- Informationsaustausch durch Körpersignale im Gesicht, z.B. Erröten
- Hormonspeicher bzw. -produktion für das Vitamin D
- Entgiftung und Ausscheidung

Aus welchen Schichten besteht die Haut?
Die Haut besteht aus verschiedenen Schichten, die unterschiedliche Funktionen erfüllen.

1. Oberhaut (Epidermis)
Die äußerste Hülle des Körpers bildet die Oberhaut. Sie ist an vielen Stellen nur 0,1 mm dick – so dünn wie ein Blatt Papier. Die Oberhaut schützt vor Bakterien und Pilzen. Innerhalb von vier Wochen werden sämtliche Zellen der Oberhaut erneuert.

2. Lederhaut (Dermis)
Unter der hauchdünnen Oberhaut liegt die wesentlich kräftigere Lederhaut. Obwohl sie sehr robust sein muss, ist sie gleichzeitig sehr geschmeidig. Für ihre hohe Elastizität sorgt ein Netzwerk aus Kollagenfasern, das die Lederhaut in alle Richtungen durchzieht. Sie sind für die Wahrnehmung von Druck, Berührung, Schmerz, Temperatur und Juckreiz zuständig.

3. Unterhaut (Subkutis)

Die Unterhaut besteht vor allem aus Fettgewebe, das als Kälteschutz und Energiespeicher dient. Die Fettzellen sind in ein lockeres Bindegewebenetz eingebettet. Dieses wird von Nervensträngen und Blutgefäßen durchzogen.

Welche Cremes können Sie verwenden, um Ihre Haut gut zu versorgen?

Die Cremes mit Schüssler Salzen stellen eine bislang wenig beachtete, wertvolle Alternative zu der üblichen Kosmetik dar. Wenn Sie z.B. sensible, allergische, trockene oder fettige Haut haben, ist dies wiederum ein Mineralstoffmangel, den Sie sehr gut innerlich mit Schüssler Salzen und äußerlich mit den Schüssler Salz Cremes behandeln können.

Welche Hauttypen gibt es und welche Schüssler Salz Cremes helfen?

Normale Haut – Gratulation, alles bestens
Trockene Haut – Nr. 8 Natrium chloratum
Fettige Haut – Nr. 9 Natrium phosphoricum
Mischhaut – Nr. 8 Natrium chloratum, Nr. 9 Natrium phosphoricum
Fettarme Haut – Nr. 9 Natrium phosphoricum
Großporige Haut – Nr. 8 Natrium chloratum
Schuppige Haut – Nr. 1 Calcium fluoratum, Nr. 8 Natrium phosphoricum
Faltige Haut – Nr. 1 Calcium fluoratum, Nr. 11 Silicea
Welke Haut – Nr. 1 Calcium fluoratum
Empfindliche Haut – Nr. 3 Ferrum phosphoricum, Nr. 5 Kalium phosphor.
Rissige Haut – Nr. 1 Calcium fluoratum

Welche Anhangsorgane gehören zur Haut?

- Haare
- Nägel
- Hautdrüsen (Talg-, Schweiß-, Duft-, Brust- und Ohrenschmalzdrüsen)

Haare

Was sind die Haare?
Die Haare sind lange Hornfäden und bestehen im Wesentlichen aus Keratin (wasserunlösliche Faserstoffe). Verantwortlich für die persönliche Haarfarbe ist das Melanin. Gebildet wird das Melanin in der Oberhaut. Wenn die Produktion von Melanin abnimmt, wird das fehlende Melanin durch die Einlagerung von Luftbläschen ersetzt. Die Haare erscheinen nun grau. Dieser Prozess ist in der Regel schleichend. Er beginnt an den Schläfen und weitet sich dann auf die gesamte Kopfbehaarung aus.

Welche Aufgaben haben die Haare?
Die Haare sorgen für eine Wärmedämmung bei kaltem Wetter und als Lichtschutz vor starker Sonnenbestrahlung.

Wie schnell wachsen die Haare?
Die Haare wachsen ca. 1 cm im Monat.

Welche Schüssler Salze brauche ich bei Haarmängeln?
Dünne Haare – Nr. 1 Calcium fluoratum
Trockene Haare – Nr. 8 Natrium chloratum
Fettige Haare – Nr. 9 Natrium phosphoricum
Brüchige Haare – Nr. 11 Silicea
Graue Haare – Nr. 5 Kalium phosh., Nr. 6 Kalium sulfuratum, Nr. 21 Zink
Schuppige Haare – Nr. 1 Calcium fluoratum + Nr. 8 Natrium chloratum
Haarausfall – s. nächste Seite

Welche Anzeichen gibt es bei Haarausfall?
Der Mensch hat ca. 90.000-150.000 (je nach Haarfarbe) Haare auf dem Kopf. Davon fallen täglich zwischen 60-100 Haare aus. Wenn Ihnen vermehrt die Haare ausgehen, erkennen Sie dies beim Kämmen, wenn sich deutlich mehr Haare in Kamm oder Bürste befinden.

Welche verschiedenen Formen von Haarausfall gibt es?

1. Haarausfall durch Übersäuerung

Eine Übersäuerung entsteht durch eine Ernährung, die dem Körper Nahrungsmittel mit viel tierischem Eiweiß, Zucker, Weißmehlprodukten und Genussmitteln wie Nikotin, Alkohol und Kaffee zuführt. Die biochemischen Prozesse im Körper verursachen einen hohen Säuregehalt im Blut und im Gewebe. Als Folge daraus ergibt sich eine vermehrte Anlagerung von Schlacken in Blut und Gewebe, was wiederum eine Reduktion der basischen Mineralien im Körper bewirkt.

Die basischen Mineralien sind eine wichtige Voraussetzung für die Gesunderhaltung des Körpers und auch der Nährboden für einen gesunden Haarwuchs. Ein stark übersäuerter Organismus lagert Schlacken auch im Haarboden ab. Der entmineralisierte und verschlackte Haarboden versorgt die Haarwurzel nicht mit den notwendigen Nährstoffen. Die Folge ist verstärkter Haarausfall.

2. Diffuser Haarausfall

Beim diffusen Haarausfall fallen die Haare am gesamten Kopf aus. Dieser Haarausfall tritt mehr bei Frauen als bei Männern auf. Ursachen können Hormonschwankungen, Schilddrüsenerkrankungen, Eisenmangel, Stress und Infektionen sein. Der diffuse Haarausfall tritt fast nur bei Frauen auf.

3. Kreisrunder Haarausfall

Eine andere Form des Haarausfalls ist der kreisrunde Haarausfall. Hierbei wird als Ursache eine Störung des Immunsystems vermutet, das sich eigentlich statt gegen die Haarwurzel schützend gegen Pilze, Viren und Bakterien stellen soll.

4. Weitere Ursachen für Haarausfall

Durch ständiges Färben, Dauerwellen oder Bleichen der Haare können auch die Haare ausfallen, da Haut und Haare diese chemischen Gifte nicht mögen und dies wiederum die Mineralstoffe aus dem Körper entzieht.

Welche Mineralstoffe helfen bei Haarausfall?

Haarausfall bei Übersäuerung

- ➢ Nr. 11 Silicea
- ➢ Nr. 9 Natrium phosphoricum
- ➢ Nr. 21 Zink

Diffuser Haarausfall

- ➢ Nr. 3 Ferrum phosphoricum
- ➢ Nr. 9 Natrium phosphoricum
- ➢ Nr. 11 Silicea

Kreisrunder Haarausfall

- ➢ Nr. 5 Kalium phosphoricum
- ➢ Nr. 9 Natrium phosphoricum
- ➢ Nr. 11 Silicea

Nägel

Was ist ein Nagel?

Der Nagel ist eine gewölbte durchscheinende Keratinplatte. Ein gesunder Nagel ist ohne Verfärbungen, elastisch, glänzend und wohlgeformt.

Welche Aufgaben hat der Nagel?

Der Nagel dient als Schutz der Fingerkuppen und zur Unterstützung der Greiffunktion.

Wie schnell wachsen die Nägel?

Die Nägel wachsen zwischen 0,5-1,2 mm in der Woche.

Welche Mineralstoffe nach Dr. Schüßler helfen bei folgenden Mängeln?

Weiche Nägel	Nr. 1 Calcium fluoratum
Splitternde Nägel	Nr. 1 Calcium fluoratum
Längsrillen	Nr. 11 Silicea
Gespaltene Nägel	Nr. 11 Silicea
Weiße Flecken	Nr. 2 Calcium phosphoricum
	Nr. 21 Zincum chloratum
Nägelkauen	Nr. 7 Magnesium phosphoricum
Entzündeter Nagel	Nr. 3 Ferrum phosphoricum

Mineralstoffe für die Schönheit und Gesundheit

Haut	Schüssler Salze
trockene Haut	Nr. 8 Natrium chloratum
fettige Haut	Nr. 9 Natrium phosphoricum
Mischhaut	Nr. 8 Nat. chlor. + 9 Nat. phosh.
fettarme Haut	Nr. 9 Natrium phosphoricum
großporige Haut	Nr. 8 Natrium chloratum
juckende Haut	Nr. 10 Natrium sulfuricum
schuppige Haut	Nr. 1 Calcium fluoratum + Nr. 8
faltige Haut	Nr. 1 Cal. fluor. + Nr. 11 Silicea
welke Haut	Nr. 1 Calcium fluoratum
empfindliche Haut	Nr. 1 + 3 + 5
rissige Haut	Nr. 1 Calcium fluoratum
Hornhaut	Nr. 1 Calcium fluoratum
Pickel	Nr. 9 Natrium phosphoricum
Pigmentflecken	Nr. 6 + 10
Altersflecken	Nr. 6 + 10
Hautgrieß	Nr. 4 Kalium chloratum
Bindegewebe stärken	Nr. 1 + 9 + 11 (evtl. 12)
Bindegewebe erschlafft	Nr. 8 Natrium chloratum
Cellulite	Nr. 2, 12, 9
Couperose	Nr. 4 Kalium chloratum
Narben	Nr. 1 Calcium fluoratum
Sonnenallergie	Nr. 10 Kalium sulfuricum
Herpes	Nr. 10 Kalium sulfuricum
Warzen	Nr. 10 Kalium sulfuricum
Hämorrhoiden	Nr. 1, 4, 9, 11
Krampfadern	Nr. 1 ,4, 9, 11
Vitiligo (Weißflecken)	Nr. 4 + 6 + 10 + 19

Bei diesen Beschwerden ist es sehr sinnvoll, zur Einnahme der Schüssler Salze zusätzlich auch die Cremes zu verwenden.

Haare

dünne Haare	Nr. 1 Calcium fluoratum
trockene Haare	Nr. 8 Natrium chloratum
fettige Haare	Nr. 9 Natrium phosphoricum
brüchige Haare	Nr. 11 Silicea
gespaltene Haare	Nr. 11 Silicea + Nr. 9
graue Haare	Nr. 5, 6, 21
schuppige Haare	Nr. 1 , 8
Haarausfall Übersäuerung	Nr. 11, 9
diffuser Haarausfall	Nr. 3, 9, 11, 21
Kreisrunder Haarausfall	Nr. 5 Kalium phosphoricum

Nägel

weiche Nägel	Nr. 1 Calcium fluoratum
gespaltene Nägel	Nr. 11 Silicea
Längsrillen	Nr. 11 Silicea
weiße Flecken	Nr. 2 , 21
Nägelkauen	Nr. 7 Magnesium phosphoricum
entzündeter Nagel	Nr. 3 Ferrum phosphoricum
biegsam oder splitternd	Nr. 1 Calcium fluoratum

Über die Autorin

Monika Held, geboren 1966 in München, ist Mineralstoffberaterin nach Dr. Schüßler und Ernährungsberaterin und seit 2011 in ihrer eigenen Praxis in Bad Aibling tätig. Sie hält viele Vorträge zum Thema Antlitzanalyse, Schüssler Salze und Ernährung an der Volkshochschule und in ihrer Praxis.

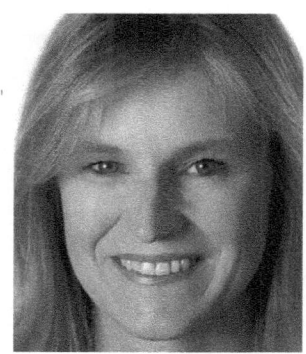

Adresse:
Monika Held
Mineralstoffberaterin nach Dr. Schüßler
Ernährungsberaterin
Lindenstr. 10
83043 Bad Aibling
Tel.: 08061-3923936
Mineralien.held@gmx.net
www.monika-held.de

**Wer sich nicht genug Zeit nimmt,
sich um seine Gesundheit
zu kümmern,
wird sich Zeit nehmen müssen,
sich um seine Krankheit zu kümmern.**

Dieser Spruch ist leider wahr. Also achten Sie auf Ihre Gesundheit, vermeiden Sie das Auftreten von Gesundheitsstörungen bzw. Krankheiten, denn wir haben nur eine Gesundheit. Es gibt aber leider sehr viele verschiedene Krankheiten.

Ich wünsche Ihnen eine gute Gesundheit, positive Gedanken, Freude am Leben, viel Liebe und Humor. Bleiben Sie mir gesund.

Ihre Monika Held

Literaturverzeichnis

Adam, Prof. Olaf, KFZ-Diät – *Genußvoll essen und abnehmen*, Hädecke 2012
Batmanghelidj, Dr. F. – *Sie sind nicht krank, Sie sind durstig*, VAK-Verlag 2011
Budwig, Dr. Johanna – *Krebs, das Problem und die Lösung*, Sensei 2004
Dietl/Ohlenschläger – *Handbuch der orthomolekularen Medizin*, Haug 2001
Emmrich, Peter – *Antlitzdiagnostik*, Jungjohann-Verlag 2011
Faller, Adolf; Schünke Michael – *Der Körper des Menschen*, Thieme 2008
Faulstich, Peter – *Mein Weg zum Wohlfühlgewicht*, Schluetersche 2009
Feichtinger, Thomas – *Schüßler-Salze fürs Leben*, Haug 2009
Grabbe, Dieter – *Dinner-Cancelling*, Irisiana 2005
Grimm, Röttgers und Ubbenhorst – *Leinöl macht glücklich*, Knaur 2012
Holick, Prof. Michael – *Schützendes Sonnenlicht*, Haug 2005
Kollath, Prof. Werner – *Die Ordnung unserer Nahrung*, Haug 2005
Leitzmann, Claus – *Ernährung in Prävention und Therapie*, Hippokrates 2009
Lützner, Hellmut – *Wie neugeboren durch Fasten*, Gräfe & Unzer 2004
Pohl, Gustav von – *Erdstrahlen als Krankheits-und Krebserreger*, Frech 1993
Popp, Prof. Fritz-Albert – *Die Botschaft der Nahrung*, Zweitausendeins 2005
Reckeweg, Dr. Hans-Heinrich – *Schweinefleisch und Gesundheit*, Aurelia 2001
Riemann, Prof. Dr. – *Ratgeber Schlafstörungen*, Hogrefe 2004
Schnitzer, Dr. – *Bluthochdruck ist heilbar*, Schnitzer-Verlag 2005
Spitz, Prof. Dr. Jörg – *Krebszellen mögen keine Sonne*, Mankau 2010
Tepperwein, Kurt – *Jungbrunnen Entsäuerung*, Goldmann 2001
Ulmer, G.A. – *Krebs unser Schicksal?*, Ulmer-Verlag 2009
Volkmann, Dr. P.-Hansen – *Ökosystem Mensch - Gesundheit ist möglich*, Maiworm 2002
Vollmer, J. B. – *Gesunder Darm, gesundes Leben*, Droemer Knaur 2011
Wendt, Prof. Lothar – *Die Wendt-Therapie – Eiweißspeicherkrankheiten*, Harper & Row 1982
Wilhelmi-Buchinger, Maria – *Die Buchinger-Methode*, Trias 1992
Wolfram, Katharina – *Die Ölzieh-Kur*, Schirner 2008
Worlitschek, Dr. Michael – *Säure-Basen-Haushalt*, Trias 2011